Confort féminin

Imprimé en France (Nouvelle Imprimerie Laballery - 58500 Clamecy)

ISBN 978–2–87211–118–3
Dépôt légal 2012/5053/Q
2e édition : mars 2014

39, avenue du Centenaire — B-4053 Embourg (Belgique)
Tél. : + 32 (0) 4 365 27 29 – Fax : + 32 (0) 4 341 29 21
Courriel : infos@mpeditions.be

Arlette Simonon, MSc

Confort féminin

Solution probiotique au secours des cystites et vaginites

MedicatriX

Le « *petit mot* » de ROBERT MASSON

Un million de milliards de bactéries représentant 500 espèces différentes vivants en symbiose et s'équilibrant par concurrence vitale pour "faire de la santé" (digestion terminale, création de vitamines, opposition aux pathogènes, etc.) ou mal équilibrée (dysbiose) par prédominance d'une flore, en général flore anaérobie de putréfaction ou flore de fermentation et générant diverses maladies, des plus banales aux plus graves. C'est l'immense réflexion à laquelle nous invite l'auteure qui s'est largement inspirée des travaux du Dr Georges Mouton.

Un des mérites, et non des moindres d'Arlette Simonon, est d'attirer notre attention sur le fait que les perturbations de la flore intestinale (conditionnant aussi en partie la flore uro-génitale) dépendent de notre mode de vie en général, et de l'alimentation en particulier. Aussi, les conseils sur l'équilibre alimentaire sont des plus pertinents.

Ce livre est donc indispensable à toute personne intéressée par le bon fonctionnement de l'organisme et la gestion efficace de la santé.

PRÉFACE DU DOCTEUR GEORGES MOUTON

Il serait dommage d'évoquer les prébiotiques sans rendre hommage à leur «inventeur», le Professeur Marcel ROBERFROID. Professeur émérite de la Faculté de Médecine à l'UCL, il y a enseigné pendant 30 ans et il y a longtemps dirigé une unité de recherche en biochimie, toxicologie et nutrition. J'ai la chance et l'honneur de le compter parmi mes meilleurs amis. C'est donc un peu par indiscrétion que j'ai appris – de bonne source – quelques anecdotes émouvantes liées à ce que l'on doit reconnaître comme une découverte scientifique majeure de la fin du XXe siècle : la notion de prébiotiques.

On savait depuis le début des années 1980, grâce à des recherches japonaises, que certaines chaînes complexes de fructose favorisaient la croissance des bifidobactéries *in vitro* (en laboratoire), mais ce phénomène n'avait jamais été observé et a fortiori démontré *in vivo*, c'est-à-dire dans l'intestin humain. Avec son complice anglais le Professeur Glenn GIBSON, microbiologiste et chercheur à l'Université de Reading, Marcel ROBERFROID a dû faire preuve d'énormément de persuasion, à l'époque, pour convaincre le directeur de leur projet de recherche de financer leurs travaux. En effet, ils se heurtaient à un dogme, un de plus, selon lequel il était possible d'influencer la composition de la microflore intestinale avec un apport exogène de «bonnes» bactéries appelées probiotiques, mais on ne pouvait en aucun cas modifier l'équilibre de la flore intestinale endogène par la voie de l'alimentation.

Leur subtile recherche démontra le contraire, bien entendu, et c'était la naissance, en 1995, du concept des prébiotiques, aliments spécifiques des bactéries intestinales non utilisables par l'hôte humain mais diablement efficaces pour améliorer la qualité de la microflore. Pour donner une idée de l'impact de cette découverte, une simple recherche sur PubMed, la grande banque mondiale d'articles scientifiques publiés dans les grandes revues médicales, avec les mots clés «prébiotiques» et «inuline» (leur principale source, souvent extraite de la racine de betterave) conduit à plus de dix mille publications depuis la publication initiale...

Ce que je trouve assez savoureux également, c'est l'origine du terme «prébiotiques». Alors que son mari s'interrogeait sur la manière d'appeler ces ingrédients bénéfiques, son épouse lui a soufflé ce nouveau mot, si simple et si vrai. Les prébiotiques travaillent en amont des probiotiques étant donné qu'ils favorisent la croissance des bactéries intestinales chez l'individu, sachant que ces dernières restent beaucoup plus abondantes que ce que l'on peut apporter via des probiotiques malgré les doses de plus en plus fortes utilisées aujourd'hui.

Enfin, derrière le chercheur brillantissime se cache un homme à l'esprit extraordinairement ouvert, s'intéressant à tout ce qui améliore et améliorera la condition humaine depuis la science fondamentale jusqu'aux aliments fonctionnels et l'agriculture durable. C'est un puits de connaissances et un passionné qui soutient les causes les plus brûlantes de l'actualité, comme le scandale de la prohibition des semences diversifiées et traditionnelles en Europe, ou la grande marche des paysans pour le droit à la terre en Inde, sur les traces de Gandhi.

Ce livre est dédié

À toutes les Femmes,

À Lhasa de Sela,
Voix grave américano-mexicaine à l'âme profonde,
enchanteresse, toute en sensibilité
Décédée, beaucoup trop tôt, à l'âge de 37 ans d'un cancer du sein.

« Mains de dentelle
Figure de bois
Je fais trois pas
Et tu es là
Sur la marée haute

Je suis montée
La tête est pleine
Mais le cœur n'a pas assez...»
Extrait de « La Marée haute »

TÉMOIGNAGE

Témoignage d'une sacrée dame, âgée de 77 ans, souffrant, de façon récurrente, de cystites et de vaginites.

«J'ai découvert le LactoGyn Crispatus Bio en lisant le magazine *Belle Santé*. Cette rencontre a formidablement bouleversé ma vie. Je tiens à féliciter du plus profond de mon cœur votre société NATURA*Medicatrix*. Il faut que cela se sache, il faut que les femmes sachent que ce produit existe. Je vous en supplie, faites davantage de la publicité. Moi, j'en parle à mes copines. Votre produit est sensationnel. Je l'ai d'abord utilisé par voie vaginale à titre curatif. Les résultats sont foudroyants, plus d'infection du tout !

Pour préserver ce bien être je réalise des cures d'entretien à la fois de ma flore vaginale et de la flore intestinale. La bonne nouvelle, c'est que je ne souffre plus. J'applaudis… Merci à vous pour tous vos conseils. Le médecin que j'ai l'habitude de consulter était incapable de m'aider pendant plus de deux ans, là, je l'ai rencontré pour lui parler de ma guérison, qu'à présent, je déguste la vie. Je suis déçue car il n'a pas pris la peine de m'écouter. Ma vie était empoisonnée par cette sempiternelle fatigue, maintenant, ma vie a complètement changé.»

CHAPITRE 1

RÉFÉRENCES DE L'AUTEUR

D'où je viens,

Femme et mère.

Master en Biologie, après 15 ans de recherches cliniques en développement, et 8 ans de recherches cliniques opérationnelles, en 2008, je crée ma propre Consultance en Nutrition & Bien-être. En 2006, je rencontre Nelly Corman, formatrice en réflexothérapie globale. Elle m'inonde d'articles scientifiques, de revues, de bouquins. C'est auprès de cette talentueuse dame, que je lis Robert Masson. J'ai suivi l'enseignement en Naturopathie auprès de R. Masson (CENA, Paris, France). Je retiens de Robert Masson, son immense pertinence, il ose abattre les croyances en termes d'alimentation. *«Il faut être pugnace»* dit-il.

C'est pendant ma formation auprès de R. Masson que je découvre les écritures intéressantes du Dr Georges Mouton. Je dévore, à l'époque «L'écosystème intestinal & Santé optimale». Cette lecture me parle. Elle résonne d'intelligence et de subtilité.

Après quoi, je poursuis l'enseignement en Homéopathie auprès du Dr Roland Sananès (Collège Français des Sciences Humaines, Paris, France). Je retiens du Dr Sananès la logique de ses histoires et de sa poésie sempiternellement loquasses. *«Il faut apprendre dans le rire», dit-il.*

Aussi, et entre autres, formation en aromathérapie auprès du Dr Dominique Baudoux et une formation en nutrition auprès du Dr Henri Joyeux, pédagogue d'une grande valeur. Je retiens du Dr Joyeux son immense talent à partager l'essentiel, sa véracité, son combat, la beauté de ses écritures richement documentées où il couche les mensonges et les tromperies.

Mes mentors ont pour point commun leurs grands âges, leur solide culture, leur incommensurable expérience de vie en tant que praticien, et en tant que pédagogue, leur passion de la vie, et l'immense talent de la partager !

Enfin, j'ai connu les éditions Marco Pietteur grâce à mes formateurs. Cette société m'a séduite par son « autre regard » porté sur la Santé et le Bien-être, scrutateur, intelligemment interpellant. Elle m'a donné l'opportunité de réaliser un rêve, celui de partager un message de santé par le biais des consultations, et aussi, par l'écriture de ce livre, en toute simplicité.

Enfin, je remercie de tout mon cœur, l'éditeur, Marco Pietteur, sans qui ce livre n'existerait pas !

CHAPITRE 2

PARTAGE

Je partage ce livret avec toutes les femmes, de tous les âges : des fillettes espiègles et coquines, aux filles adolescentes sages ou rebelles, aux belles femmes en âge de procréer et à toutes les merveilleuses femmes ménopausées.

Je confie à toutes la précieuse mission de partager ce message de santé, pour que notre espèce humaine, *Homo sapiens*, ne vienne pas à disparaître !

Il est grand temps de partager nos histoires afin que les souffrances des femmes qui perdurent, dans l'ombre, depuis des mois voire de longues années, cessent.

Comprenez bien l'importance cruciale d'une alimentation naturelle, gorgée d'enzymes nutritives, de l'usage régulier de probiotiques et de prébiotiques, qui ensemencent intelligemment les microbiotes que nous abritons, l'intestinal au même titre que le vaginal, histoire de sauver notre propre santé, celle de nos enfants, de nos proches et de la planète !

Le Dr Henri Joyeux, pour qui j'ai une profonde reconnaissance et une grande estime, dévoile avec une petite pointe d'humour :

«Si vous désirez passer un message important autour de vous: dites-le à une seule femme, 20 autres femmes seront mises au courant; en revanche, si vous passez le message à un seul homme, il passera l'information à un seul!»

L'horloge tourne, il est grand temps de réveiller les responsables de la santé publique. Murmurer à leurs oreilles, qu'ils cessent de courtiser le lobby laitier et le lobby des médicaments (pilule contraceptive, traitement hormonal substitutif, vaccins et leurs adjuvants, antibiotique, anti-inflammatoire, ...), qu'ils laissent tomber les croyances mensongères qui enrobent ces produits, puis aussi, toutes les croyances en termes d'alimentation.

Le geste simple pour maintenir sa santé optimale réside dans la prévention: celui des choix pertinents «**de ce que nous mangeons**» et «**du comment nous les associons**», et celui, de «**conserver cette si belle symbiose avec les microorganismes**» bienfaisants qui nous habitent.

– Sans ce geste, nous sommes loin d'être en harmonie avec nous-mêmes, de nous respecter, et par conséquent, encore plus éloignés d'être en harmonie avec le macrosystème sur lequel nous naviguons, la Terre!

CHAPITRE 3

RÉSUMÉS

Français

Ce livre trace la définition des Probiotiques et des Prébiotiques et de leur importance pour maintenir notre santé au zénith de sa forme. J'approche les écosystèmes que nous abritons, et plus particulièrement, l'intestinal et le vaginal. Qui se cachent dans ces microbiotes ? Quels sont les moyens pour conserver l'harmonie de cette surprenante symbiose ? Que se passe-il quand il y a rupture de cette harmonie ? Quelles sont les gestes simples pour asphyxier les maux qui en résultent ?

Au fil des pages, je relate les histoires de femmes : des voix en profonde souffrance, des voix touchantes qui ont souffert d'affections de la vessie et du vagin ou, tout simplement, des voix qui veulent maintenir leur flore en bonne santé.

Je parle de l'hygiène de vie à adopter histoire de minimiser la contraction de ces pathologies fort dérangeantes : Cystites, Vaginites et Constipation. Je m'attarde sur l'Hygiène Alimentaire qui devrait être naturelle, dans la mesure du possible, équilibrée en termes de macro-nutriments. Gorgée de minéraux, de vitamines et d'enzymes nutritives, cette alimentation enzymatique est la voie vers l'optimalité de la santé.

Enfin, je touche aux génialissimes probiotiques et prébiotiques, hautement efficaces, de part leur constitution, leur méthode de fabrication par micro-encapsulation Intelicaps® montrant un taux de viabilité de 100% permettant, ainsi, la grande traversée du tractus digestif en conservant 100 % des bactéries contenues dans le sachet ou la gélule. Comment les choisir de manière pertinente ? Sont-ils représentatifs des microbiotes intestinaux et vaginaux ?

English (Summary)

This book provides an insight into Probiotics and Prebiotics, and their role in maintaining our health in peak form. I address the micro-ecosystems hosted by our bodies, focusing on the intestinal and vaginal tracts. What hides in these microbiota ? What are the ways and means to preserve this unexpected symbiosis and its harmony ? What happens when this harmony is disrupted ? What are the simple steps to overcome illnesses resulting from microbial imbalances ?

In this book, I tell stories of women in deep suffering, women who experienced bladder and vagina pathologies, or of people who simply want to maintain their healthy flora. I cover the ways to minimize the risks of developing these very disturbing medical conditions : cystitis, vaginitis and constipation. I talk about healthy diet habits which should be, as much as possible, well balanced in macro-nutriments. Filled with minerals, vitamins and nutritive enzymes, this enzymatic diet is the right way to optimize our health.

Finally, I introduce the amazing probiotics and prebiotics, and their highly effective results. Their fabrication and packaging method, through micro-encapsulation by Intelicaps®, allows them to travel the entire digestive tract and deliver 100 % of the bacteria content of the bag or the capsule. How to select them in an appropriate way, and are they really representative of intestinal and vaginal microbiota ?

CHAPITRE 4

LES PROBIOTIQUES, LES PRÉBIOTIQUES DE QUOI S'AGIT-IL ?

Probiotiques, étymologiquement, Pro = pour et Bios = vie = "pour la vie"

Acteur jouant un rôle génial et original au sein de notre système de défenses naturelles (immunitaire). De plus, ses bienfaits en termes de maintien de la santé et de support à la maladie ne sont plus à démontrer.

Ces probiotiques sont des microorganismes vivants représentés par des souches spécifiques de bactéries qui jouent leurs rôles bienfaiteurs pour autant qu'elles soient consommées en quantité suffisante. Cette définition officielle émane de l'OMS, Office Mondial de la Santé, en 2001.

Il existe une symbiose génératrice de bienfaits pour notre santé au même titre que pour les propres microbiotes que nous abritons au niveau de la peau, la conjonctive des yeux, le nez et le système respiratoire supérieur, la bouche, l'intestin, le système urinaire et le système reproducteur.

Il est bien connu que certaines bactéries comme les *Escherichia coli* synthétisent la vitamine K et certaines vitamines B au niveau de notre gros intestin, par la suite, ces vitamines rejoignent le flux sanguin, et ensuite, les cellules.

Cette étonnante complicité signe l'immense intérêt actuel de mettre en place des études portant sur des probiotiques.

Prébiotiques

Afin de gagner en efficacité, le probiotique est ingéré en même temps qu'un prébiotique, fibres ou substances chimiques, nourriture de choix pour nos microbiotes. Plusieurs études scientifiques montrent que l'ingestion d'acide lactique bactérien soulage la diarrhée et prévient la colonisation par la *Salmonella enterica* pendant une thérapie antibiotique ou «anti-vie».

Quand les bactéries lactiques colonisent le gros intestin ou colon, l'acide lactique et les bactériocines qu'ils produisent inhibent la croissance de pathogènes.

CHAPITRE 5

LES MICROBIOTES QUE NOUS ABRITONS...

• *De qui s'agit-il ?*

Beaucoup de maladies sont le résultat de la cassure de cette harmonieuse symbiose en **dysbiose.** *Dys* pour **malformation** bios pour **vie** signe que la flore a perdu son harmonieuse constitution, dès lors, nous souffrons de maladies appelées opportunistes, c'est-à-dire de maladies résultant de germes habituellement inoffensifs qui deviennent dangereux. A l'aube des années 70, H. Berndt définit la dysbiose pour la première fois. **[Berndt H." Dysbiosis after stomach surgery and its treatment» Z Gesamte Inn Med, 1969, 24(12) : 377-82.]**

Quand les défenses naturelles sont très affaiblies, les microorganismes habituellement peu agressifs le deviennent. Les bactéries *E. coli* sont inoffensives aussi longtemps qu'elles restent au niveau du gros intestin. Si, pour des raisons diverses **(microbiennes, nutritionnelles, psychosomatiques)**, elles migrent vers d'autres parties du corps telles que poumons, vessie, moelle épinière, au niveau des blessures, il en résulte des infections du tractus urinaire, des infections pulmonaires, des troubles du système nerveux, des méningites, des perturbations du système de défenses naturelles, ou des abcès.

Par conséquent, la symbiose disqualifiée est prise au piège d'un parasite voire plusieurs !

CHAPITRE 6

DESTRUCTION DE LA FLORE

• *Les voies*

Microbiennes, par la voie exogène de nutriments avariés. Le Colibacille en excès induit un état inflammatoire avec diarrhées.

Nutritionnelles, alimentation déséquilibrée dans l'apport des macronutriments glucido-protido-lipidiques (excès de graisses saturées, excès de sucres, trop riches en amidon, ...)

Psychosomatiques, névrose obsessionnelle, angoisse, agressivité **(Docteur Roland Sananès «Maux digestifs – Homéopathie antidote de pollution» Eds. Similia).**

• Médicamenteuses ou iatrogènes,

Par exemple, les antimicrobiens, à l'image d'un désinfectant, ils tuent ou réduisent la croissance microbienne en endommageant les écosystèmes qui nous habitent. Toutefois, ils (pénicilline et sulfanilamide) peuvent agir miraculeusement dans les cas de septicémie. Une fois encore, tout est dans la dose et la fréquence d'utilisation.

Par exemple, les **antibiotiques**, molécules «briseuses de vie», pansement sur les symptômes, mais transitoire, sans oublier les résistances développées et les effets secondaires indésirables suite à la fréquence de leur usage. En effet, fréquemment avalés, ils brisent la membrane capsulaire microbienne libérant une endotoxine au pouvoir allergisant. Depuis l'aube des années 2000, son abus relève d'un problème majeur de santé publique – Des campagnes d'informations ont été initiées en Belgique : les abus sont en diminution.

CHAPITRE 7

POUR NOUS PRÉSERVER DE LA DYSBIOSE (OU DÉSÉQUILIBRE) DE NOTRE ÉCOSYSTÈME INTESTINAL

• *Détour sur les habitudes alimentaires saines à adopter*

Il est crucial de nourrir notre écosystème intestinal en chargeant nos assiettes, suffisamment, de :

- aliments crus d'origine animale et d'origine végétale gorgés d'enzymes nutritives,
- fibres végétales et des protéines, nourritures de choix des cellules du colon ou colonocytes,
- lipides ou graisses de bonne qualité : regorgent de vitamines solubles dans les graisses ou liposolubles (vitamine A vitamine D vitamine E vitamine K) et d'acides gras polyinsaturés (oméga 3, 6 et 9),
- des protéines, carburants des cellules de l'intestin ou entérocytes.

• **En évitant d'y déposer :**

- des sucres en excès (glucose, lactose, saccharose, sucrose, maltose, fructose), plats préférés des levures,
- les nutriments allergènes (lactose, gluten, aspartame,...),

- des hydrates de carbone ou glucides : les excès non digérés par la batterie d'enzymes digestives servent de plats préférés aux microorganismes,
- des aliments irradiés dépourvus d'enzyme nutritive,
- des aliments « chimiqués » ultraraffinés,
- des aliments contenant des pesticides, des colorants, des édulcorants, des adducteurs de goût, des métaux lourds,...

CHAPITRE 8

HYGIÈNE ALIMENTAIRE ET HYGIÈNE DE VIE, À ADOPTER POUR CONSERVER LA SANTÉ

• *Faire le plein d'enzymes nutritives*

L'ère des **enzymes nutritives** est arrivée grâce au Dr Edward Howell, elle succède à l'ère des **vitamines**, découvertes par le biochimiste polonais Kazimierz en 1912 qui succède à l'ère **des oligoéléments** grâce à Gabriel Bertrand en 1894, et à l'ère des **minéraux,** grâce à Prévost en 1830.

Dans les années 30, le Dr Edward Howell, avait déjà compris l'importance de ces protéines si singulières, si fascinantes dans le maintient de notre santé, et aussi, l'implication désastreuse de leur carence dans les maladies dégénératives. Pionnier de la découverte des enzymes nutritives et de la vie en plus qu'elles nous procurent quand elles sont ingérées en quantité suffisante : sans enzyme pas de digestion de nourriture possible ! Ces catalyseurs, ces protéines, ces substances organiques solubles, véritables alchimistes de notre corps, ont leur importance vitale puisqu'elles peuvent provoquer ou accélérer une réaction biochimique. Howell insiste sur l'importance de se rallier à une **Alimentation enzymatique** pour sauver sa santé.

Nous naissons avec un capital enzymatique extrêmement organisé : il s'agit des enzymes synthétisées par les organes de notre tractus digestif. Ce quota d'enzymes qui digèrent les graisses, digèrent les hydrates de carbone, digèrent les protéines doit être utilisé le moins souvent possible. Nous pouvons l'épargner de trop travailler à ce lourd labeur de digestion en mangeant davantage d'enzymes nutritives exogènes (origine externe). **(Dr Edward Howell, 1986 "Enzyme Nutrition"Avery Publishing Group).**

Depuis la nuit des temps, l'Homme, de par le monde, se nourrit d'aliments «fermentés» de manière à conserver son potentiel d'énergie vivante. Ils sont gorgés d'enzymes, de minéraux, de vitamines.

[Avant la découverte du frigo, se succèdent la mode du froid naturel (chair congelée dans les glaces), celle du froid artificiel (neiges naturelles conservées dans des puits et caves), la mode de la production artificielle de glace au 17e siècle (toile imbibée d'eau fraiche enveloppée de sel d'ammoniac humide). Au 19e siècle, blocs de glaces dans des glacières artificielles en bois calorifugé, puis s'enchainent une série de mises au point de machines à fabriquer électriquement la glace dans les années 20 du 19e siècle ...]

Rappelons-nous: nos aïeux conservaient leurs aliments grâce à la fermentation inspirées de leurs cultures: la choucroute, le miso, la bière, le vin, le levain, la viande faisandée, le yoghourt, le kéfir.

Pour maintenir une santé optimale, notre alimentation devrait renfermer, le plus possible, d'éléments vitaux comme les **enzymes nutritives**. Notons aussi, que les aliments après cuisson au-delà de 110°C degrés ne contiennent que très peu d'enzymes, de plus, ils sont transformés.

Plus élevées sont les températures et la durée de cuisson, plus les molécules des aliments s'entrechoquent, se brisent et s'accrochent au hasard à d'autres structures pour former de nouvelles combinaisons chimiques et spatiales très complexes dont certaines n'existent pas dans la nature, et ne sont pas reconnues par nos enzymes.

En effet, les enzymes agissent sur une molécule naturelle. Ceci a été montré par Comby en 1989 et Burger en 1998 :

- les sucres se polymérisent,
- les huiles s'oxydent, se polymérisent en huile insaturées,
- des oses de type « Dextrogyre » en oses de type « Lévogyre »,
- des acides aminés de type « Lévogyre » en type « Dextrogyre »,
- des acides gras de type « cis » en acide gras de type « trans ».
- …

Tâchez d'éviter, dans la mesure du possible, les 140°C de la cocotte minute, les 300°C du four classique, les 300-700°C des fritures et grillades. Le Dr Joyeux préconise, depuis 1994, une cuisson à la vapeur douce.

Privilégions le « cru » : fruits, légumes et protéines animales mangés crus sont des « Aliments vivants », gorgés d'enzymes actives.
Plus vous mangez d'aliments crus, plus vous augmentez votre apport d'enzymes, plus vous épargnez votre propre réserve d'enzymes, plus vous freinez le vieillissement de toute la machinerie, et plus, vous restez en bonne santé.

CHAPITRE 9

ENTRETIEN DE CET ÉCOSYSTÈME

- **Comme une «valse à 3 temps»**

Dans un premier temps, il y a lieu de **se débarrasser** des microbes dérangeants.

Après quoi, c'est le deuxième temps crucial d'**ensemencer** grâce aux symbiotiques (prébiotiques + probiotiques).

Pour terminer sur le troisième temps de la **réparation** des cellules intestinales.

CHAPITRE 10

LES BIENFAITS DES ANTIMICROBIENS NATURELS

Des antifongiques, des antimycosiques, des anti-protozoaires, des antihelminthiques - comme les huiles essentielles de l'aromathérapie ou les plantes de la phytothérapie.

Cette prise en charge naturelle apporte de sérieux avantages en termes de santé sans les effets secondaires indésirables de l'artillerie lourde allopathique.

Toutefois, comme le disait Paracelse «Dans la toxicité, tout est dans la dose.»

Particulièrement vrai pour les huiles essentielles: les doses sont à respecter, elles sont puissantes et efficaces.

Notez, aussi, le pouvoir anti-infectieux des polyphénols de grenade, plus particulièrement de la punicalagine, l'acide ellagique, et le total des tanins de grenade, extraits de polyphénols de jus de grenade entier, sont très puissants dans les cas d'infections bactériennes et virales. C'est la synergie de ces trois composants qui signe sa surprenante puissance.

La Grenade, *Punica granatum*, outre ses actions antioxydantes puissantes dans l'angiogenèse, dans le diabète, les maladies cardiovasculaires, elle montre des propriétés anti-infectieuses, antibactériennes et antivirales quelle que soit la partie de la plante (fruits mûrs ou non mûrs, écorce, feuilles ou extrait du jus).

- **Actions Antibactériennes :**

- Contre les bactéries gram-positives et négatives ; **contre les pathogènes de la flore intestinale** (Clostridia, *Staphylococcus aureus*) par D Bialonska *et al.*, en 2009.

- **Actions Antimicrobiennes (Rani *et al.*, en 2004) :**

- **contre les pathogènes d'origine alimentaire** (*Listeria monocytogenes*, *Escherichia coli* et *Yersinia enterocolitic* par Voravuthikunchai *et al* en 2004.

- contre ***d'autres pathogènes*** (la Corynebactérie, les Staphylocoques, Streptocoques, *Bacillus subtilis*, les Shigelles, Salmonelles, *Vibrio cholera*) par Braga et al., en 2005 et Macha et al, en 2003.

- contre *Streptococcus mutans*, *Streptococcus mitis* et *Candida albicans* par Vasconcelos *et al.*, en 2006.

- **Actions antivirales :**

Contre les virus HIV-1 montré par Neurath *et al.* en 2005.

CHAPITRE 11

NOURRIR LE MICROBIOTE INTESTINAL

Notez qu'il existe une association scientifique internationale (ISAPP, International Scientific Association for Probiotics and Prebiotics) histoire d'aider pertinemment les consommateurs à s'y retrouver dans toute cette panoplie de probiotiques, prébiotiques symbiotiques proposés sur le marché. http://www.isapp.net/docs/Consumer_Guidelines_final.pdf

Je vous invite vivement à vous plonger dans le livre du Dr Georges Mouton, véritable bible qui vous décrit superbement les tenants et les aboutissants d'apporter, sans excès, des hydrates de carbone complexes à la microflore de fermentation et des protéines à la microflore de putréfaction.

Vous lirez dans ce livre qu'il existe des moyens efficaces d'aider les bonnes bactéries de nos microbiotes à prospérer de manière équilibrée.

CHAPITRE 12

RÉPAREZ VOS CELLULES INTESTINALES, CHANTIER SEMPITERNELLEMENT EN COURS !

• *Pourquoi lutter contre une perméabilité intestinale trop grande ?*

Afin de maintenir en bon état de fonctionnement l'écosystème intestinal en prévoyant des bols alimentaires **digestibles**, en préservant l'absorption des nutriments et le rejet des toxines au niveau de la barrière intestinale, et enfin, conserver la flore intestinale pour sa défense.

Toutes les étapes de la digestion ont leur importance depuis l'assiette jusqu'aux selles, rien à écarter : mastication, salivation, hydrolyse, absorption et détoxication au niveau des jonctions serrées de l'intestin, (mécanisme très fragile).

De plus, tous les jours, 50 milliards d'entérocytes naissent et le même nombre meurt. Ainsi, le taux de renouvellement cellulaire est très rapide.

La nourriture spécifique des entérocytes sont la Glutamine, le Butyrate, les Prostaglandines PG12, entre autres. Un déficit en ces 3 éléments entraine des troubles de perméabilité de la paroi intestinale.

De plus, l'étanchéité de cette barrière, au même titre que l'étanchéité de toutes les autres muqueuses, baisse lors de déficit en Immunoglobulines A sécrétoires (IgA s) protectrices.

Ces IgAs sont sécrétées par les lymphocytes logés dans la muqueuse intestinale, (**Louis Frédéric, D^{r} «Vaincre la douleur autrement – Approches nutritionnelle et fonctionnelle», Testez éditions, mars 2010, 191**).

Il est bien connu que 80 à 85 % des défenses naturelles sont concentrées au niveau de l'intestin. Ce système de défense est merveilleusement organisé par des cellules qui nous protègent tels que les lymphocytes, les neutrophiles et les macrophages. Ces défenseurs vont jouer le rôle d'éboueurs en éliminant les toxines, les débris cellulaires, les intrus malvenus, jouant ainsi, le rôle de réparateurs des tissus infectés et enflammés.

Les bactéries de notre microbiote intestinal normal constituent le **tissu lymphoïde** de la paroi intestinale contribuant à la production de lymphocytes, et d'immunoglobulines. Les IgAs sont versées dans les fluides corporels. Elles protègent toutes nos muqueuses contre les agressions bactériennes, virales, mycosiques, etc. qui arrivent dans notre tractus digestif *via* l'alimentation et les boissons.

Les bifidobactéries logées dans le colon sécrètent un dipeptide, Muramyl, qui active certaines cellules de notre système de défense.

La flore intestinale sécrète aussi des substances qui nous permettent de lutter efficacement contre les virus, telles que cytokines, interférons, etc. Dans les cas où la flore est en mauvais état de marche, les virus venant du milieu extérieur ou de la vaccination subsistent dans l'organisme.

• *La muqueuse en construction*

Un chantier d'idées, parmi beaucoup d'autres :

- par une cure en Glutamine, acide aminé que notre organisme ne peut synthétiser qui va nourrir les entérocytes et des cellules qui nous défendent (lymphocytes T et macrophages) de la muqueuse **(Turczynowski W et al, 1998),**

- par une cure en citrates de potassium, de magnésium et de calcium. En effet, le terrain acide peut être neutralisé par ces citrates qui expulsent hors de la cellule les ions acides (H^+). Les citrates, composants naturels des cellules, débarrassent davantage le terrain acide que les bicarbonates en ménageant le tractus intestinal (attention, ce n'est pas le cas des bicarbonates, les citrates fixent trois fois plus d'acide que le bicarbonate). De plus, les citrates alimentent le cycle des citrates (cycles de Krebs), c'est-à-dire la respiration de la cellule. C'est là, qu'ils déclenchent le métabolisme de l'énergie et consomment ainsi trois équivalents acide. {Jacob : www.drjacobsinstitut.de},

- ensemencer avec des bifidobactéries sécrétrices de muramyl, suggéré par le Dr Natasha Campell-McBright - Encore un livre intéressant pour vous régaler si vous voulez apprendre davantage - Le Dr Campell-McBright y compile intelligemment ses travaux d'observations sous le terme « GAPS » pour « Gut and Psychology Syndrome » - {« Le Syndrome entéropsychologique – Un traitement naturel pour Dyspraxie, déficit d'Attention, Dépression, Hyperactivité, Autisme, Dyslexie, Schizophrénie », Nutrition Holistique, Edition Française, 2011, p. 482.},

- la recette du Dr G Mouton : Glutamine, sels organiques de Zinc (Orotate et gluconate), Rétinol (ou vitamine A), Acide Folique (ou B9), Butyrate sous forme de probiotiques, N-acétyl-glucosamine, Phospholipides, Acides gras oméga 3, Antioxydants (sélénium, quercétine, tocophérol ou vitamine E, vitamine C ou Acide ascorbique), les Plantes (*Ginko biloba, Aloe vera, Uncaria tomentosa,* thé vert ou *Camellia sinensis*, réglisse ou *Glycyrrhiza*), les Multivitamines (A E B1 B2 B3 B6 B9), des vers (*Trichuris suis*), les Alkylglycérols.

Les probiotiques et les prébiotiques sont nos partenaires de santé (défense contre les pathogènes, apport de nutriments...). Cette symbiose peut être vite déséquilibrée (dysbiose) pour différentes raisons exogènes et endogènes : – microbes – nutrition – psychosomatiques – médicaments – entraînant, ainsi, des maladies opportunistes.

Des habitudes alimentaires simples et réfléchies, nous permettent de donner le soin bien mérité à notre microbiote : – nutriments à consommer préférentiellement – enzymes nutritives – nutriments à éviter.

Afin d'éviter les troubles de perméabilité de l'intestin, et par conséquent, une dysbiose et un intestin poreux, il est nécessaire d'apporter des nutriments (glutamine, butyrate, citrate) permettant de régénérer nos cellules intestinales (entérocytes et colonocytes).

CHAPITRE 13

LES TÉMOIGNAGES

Je suis heureuse de vous dévoiler les témoignages de nombreuses femmes de tous âges qui m'ont particulièrement touchée. Toutes, souffraient de manière récurrente, d'affections au niveau de la vessie ou du vagin voire les deux. Je suis certaine que vous vous y reconnaîtrez, si ce n'est pas vous, elle vous rappellera votre mère, votre grand-mère, votre fille, votre petite fille, votre copine, votre comparse, vos amies, vos copines, vos connaissances. J'ai choisi un prénom, au gré de mes envies sans aucune correspondance avec la réalité.

Pour chacune, j'ai toujours insisté sur l'importance de mettre en place, dans la mesure du possible, une bonne hygiène de vie et une hygiène alimentaire naturelle, équilibrée, sans excès.

Toutes, sans exception, se sont débarrassées de leurs douleurs, de leur mal d'être et de leur inconfort pour certaines, déjà après 3 jours de traitement.

Lorsque les résultats escomptés n'étaient pas obtenus après une semaine de traitement, je les invitais à me contacter à nouveau. Certaines l'ont essayé par voie orale (*per os*), les résultats escomptés n'ont pas été obtenus; d'autres par voie vaginale. Beaucoup souffraient de constipation ou d'autres pathologies, de l'usage de médicaments destructeurs de flore (antibiotiques...).

Dans ces cas, l'épicentre du problème n'était pas la flore vaginale en *solo*, s'ajoutait à cela une flore intestinale abimée ou en déséquilibre (dysbiose) voire un intestin poreux. Dans ces cas, il faut ensemencer le microbiote et réparer les cellules intestinales afin de potentialiser les bienfaits du LactoGyn Crispatus Bio.

Ainsi, il faut, en parallèle, ensemencer le microbiote intestinal en utilisant des probiotiques représentatifs de la flore intestinale comme le Lactipro INTELICAPS®.

Quand la patiente souffre de constipation, en plus d'une guidance alimentaire, je conseille le symbiotique (pré et probiotiques) LaxiBio INTELICAPS®.

• Marie, 76 ans

Marie souffre de cystites récurrentes et de mycoses buccales suite à un traitement en chimiothérapie (contre cancer du sein). Ses douleurs sont intenses. Son transit intestinal est normal, sans aucune constipation. Au vu de la gestion du stress importante en pré- et post-chimiothérapie, ses défenses naturelles se sont effondrées. Sa flore intestinale est perturbée au même titre que la flore vaginale signant, ainsi, les cystites et les mycoses buccales.

La solution simple est d'ensemencer les flores, respectivement, avec le LactoGyn Crispatus (au coucher : 2 gélules en intra-vaginal pendant deux semaines suivies de deux semaines avec une seule gélule – Traitement courant sur 4 semaines, et aussi, nourrir le microbiote intestinal en avalant le Lactipro Intelicaps®, 3 gélules le matin avec un peu d'eau les 4-5 premiers jours, suivi de 1 gélule par jour jusqu'à la fin de la cure.

- **Françoise, 37 ans**

Françoise souffre de vaginites récurrentes depuis de nombreuses années. Les traitements antibiotiques échouent. Elle souffre aussi de constipation et d'une immense fatigue.

Il est important de résoudre le problème de la constipation par une guidance alimentaire et l'usage de Laxibio INTELICAPS® (2 sachets au petit déjeuner avec un peu d'eau). Enfin, il est impératif d'ensemencer la flore vaginale grâce au LactoGyn Crispatus – 2 gélules de LactoGyn Crispatus pendant deux semaines suivies de 2 semaines avec une seule gélule. Par voie vaginale. Après la cure de Laxibio, il est important de restaurer la flore intestinale grâce au Lactipro Intelicaps®, 1 gélules le matin avec un peu d'eau pendant 3 mois.

- **Anne, 45 ans**

Anne sous traitements antibiotiques depuis 3 ans sans aucun résultat sur ses cystites répétitives. Elle a déjà eu le bon réflexe de réparer sa flore intestinale en avalant un probiotique intestinal qui va restituer sa flore.

Je lui conseille de poursuivre ce bon geste pendant 3 mois. A cela, je lui conseille d'ensemencer sa flore vaginale, à titre curatif, pendant 1 mois : au coucher, par voie vaginale, les deux premières semaines 2 gélules de LactoGyn Crispatus suivies de 2 semaines avec une seule gélule.

- **Catherine, 65 ans, pour sa petite fille âgée de 7 ans,**

Catherine très inquiète pour l'état de santé de sa petite fille. La fillette souffre de cystites depuis au moins une année. A sa connaissance, elle n'a pas déjà été sous traitements antibiotiques. Elle voudrait l'aider. La fillette ne souffre pas de constipation.

Je lui conseille le probiotique intestinal pour ensemencer la flore intestinale, Lactipro Intelicaps®, une seule gélule le matin avec un peu d'eau pendant 3 mois.

Quant à la flore vaginale, il y a lieu d'introduire par voie vaginale une seule gélule de LactoGyn Crispatus au coucher et ce, pendant 3 semaines.

- **Florence, 84 ans**

Florence souffre de façon récurrente de cystites. Sous traitements antibiotiques pendant quelques années sans résultat sur son bien-être. De plus, elle présente des mycoses au niveau de la bouche et de l'œsophage accompagnées d'un reflux gastrique. Elle n'est pas constipée. Elle suit une cure de probiotique intestinal.

J'insiste pour qu'elle continue pendant 3 mois. Quant à la flore vaginale, la régénérer grâce à un probiotique vaginal le LactoGyn Crispatus au coucher par voie vaginale à raison de 2 gélules pendant deux semaines suivies de 2 semaines avec une seule gélule. Elle me contactera, par la suite, pour me dire combien ce produit est génialissime !

- **Christine, 53 ans**

Christine est ménopausée et elle souffre de chatouillis vaginaux. Pas de constipation, elle refuse les traitements lourds de la médecine allopathique.

Je l'invite à continuer son probiotique intestinal pendant 3 mois. Quant à la flore vaginale, la régénérer grâce à un probiotique vaginal le

LactoGyn Crispatus à raison de 2 gélules pendant 2 semaines suivie de 2 semaines avec une seule gélule. Les gélules sont placées par voie vaginale au coucher.

- **Sabine, 46 ans**

Sabine souffre d'infection à *Candida albicans.* Elle ne souffre pas de constipation.

Ici, il y a lieu de régénérer la flore intestinale. La présence du candida signe une dysbiose intestinale, c'est-à-dire un déséquilibre de la flore intestinale qui à long cours peut conduire au Syndrome de l'intestin poreux. A nouveau, régénérer les deux flores : intestinale *via* le Lactipro Intelicaps® et vaginale *via* LactoGyn Crispatus à raison de 2 gélules pendant une semaine suivie de 2 semaines avec une seule gélule - par voie vaginale au coucher.

- **Corinne, 56 ans**

Corinne, est dans la prévention suite à l'article qu'elle a lu dans « Plurielle Nature », elle désire vivement prendre soin de sa flore vaginale. Elle se porte merveilleusement bien. Elle désire se maintenir en forme.

En préventif, elle peut poser par voie vaginale 1 gélule de LactoGyn Crispatus pendant 3 semaines.

- **Nicole, 81 ans**

Nicole souffre de vaginites. Elle ne souffre pas de constipation. Elle refuse les traitements antibiotiques. Elle a lu la publicité concernant le produit dans « Santé Nature ».

En curatif, je lui conseille le LactoGyn Crispatus à raison de 2 gélules pendant deux semaines, suivies d'une seule gélule pendant 2 semaines. Les gélules sont placées par voie vaginale au coucher.

Elle me rappelle plus tard, ses brûlures ont disparu déjà après le 3e jour de traitement. Elle va conseiller ses copines sur ce fantastique produit !

- **Charline, 20 ans**

Charline souffre de brûlures vaginales et de constipation. Elle veut retrouver son bien être sans l'aide d'antibiotique.

Il y a lieu d'ensemencer les deux microbiotes, le vaginal au même titre que l'intestinal, en curatif pendant 3 semaines avec respectivement, le LactoGyn Crispatus à raison de 2 gélules pendant 2 semaines suivie de 2 semaines avec une seule gélule. Les gélules sont placées par voie vaginale au coucher.

Rétablir la dynamique intestinale en avalant le LaxiBio INTELICAPS®, 2 sachets le matin avec un peu d'eau pendant 1 mois.

- **Pascale, 52 ans**

Pascale est en pré-ménopause, âgée de 52 ans, souffrant de cystites récurrentes. Elle a subi une opération aux intestins. Elle est sous traitement antibiotique sans probiotique prescrits par son médecin. Elle est en colère. Elle a suivi son traitement de LactoGyn Crispatus sans résultat !

J'explique à Pascale que les antibiotiques ont détruit ses flores intestinale et vaginale. Je lui conseille de réparer sa flore intestinale avec Lactipro Intelicaps®, 2 gélules le matin avec un peu d'eau pendant 3 mois.

Quant à sa cystite, recommencer la cure de probiotique vaginal dans la mesure où elle a été biaisée par la présence d'antibiotiques. LactoGyn Crispatus à raison de 2 gélules pendant deux semaines suivies de 2 semaines avec une seule gélule – par voie vaginale au coucher.

- **Thérèse, 68 ans**

Thérèse souffre de cystites récurrentes. Elle a lu la publicité dans la revue «Biocontact». Elle a acheté le livre et le produit. Elle l'a essayé à titre préventif. Après 10 jours de cure, elle obtient d'excellents résultats.

- **Camille, 31 ans**

Camille est enceinte. Elle souffre de cystites récurrentes sans constipation.

Un traitement à titre curatif: LactoGyn Crispatus à raison de 2 gélules pendant deux semaines suivies de 2 semaines avec une seule gélule – le soir, au coucher.

- **Cécile**

Cécile me contacte pour sa fille qui souffre d'une acidose vaginale. Elle n'arrive pas à faire un bébé.

Prescription du produit à titre curatif: LactoGyn Crispatus à raison de 2 gélules pendant deux semaines suivies de 2 semaines avec une seule gélule – le soir, au coucher.

- **Martine, 60 ans**

Martine souffre d'un syndrome de dessèchement des muqueuses, y compris les muqueuses vaginales avec une histoire d'infection au *Candida albicans*, et est constipée. Elle souffre aussi d'arthrite.

Je conseille, entre autres, un probiotique pour les flores intestinale et vaginale en curatif. Lactipro Intelicaps®, 1 gélule le matin avec un peu d'eau pendant 3 mois pour nourrir la flore intestinale.

Le LactoGyn Crispatus pour la flore vaginale à raison de 2 gélules pendant deux semaines suivies de 2 semaines avec une seule gélule – le soir, au coucher.

- **Patricia, 45 ans**

Patricia souffre de vaginose microbienne, pas d'infection par le *Candida albicans*.

Conseil à titre curatif pour les deux flores. Lactipro Intelicaps®, 1 gélule le matin avec un peu d'eau pendant 3 mois pour nourrir la flore intestinale.

Le LactoGyn Crispatus pour la flore vaginale à raison de 2 gélules pendant deux semaines suivies de 2 semaines avec une seule gélule – le soir, au coucher.

- **Flo, 73 ans**

Flo souffre de cystite depuis le décès de son mari. Elle souffre aussi de constipation.

Les probiotiques vont l'aider à réparer la flore intestinale. La gestion du stress de la mort de son époux a déséquilibré la flore intestinale, et par voie de conséquence, la flore vaginale. Conseil d'une cure à titre curatif pour les 2 microbiotes. Lactipro Intelicaps®, 1 gélule le matin avec un peu d'eau pendant 3 mois pour nourrir la flore intestinale.

Le LactoGyn Crispatus pour la flore vaginale à raison de 2 gélules pendant deux semaines suivies de 2 semaines avec une seule gélule – le soir, au coucher.

Pour juguler la constipation : en plus d'une guidance alimentaire, le LaxiBio INTELICAPS® (2 sachets au petit déjeuner avec un peu d'eau)…

Comme vous le lisez, les affections de la sphère uro-génitale, chatouillis, douleurs entraînant après des années d'une succession de traitements « anti-vie » ou antibiotiques, inefficaces et destructeurs, un véritable « mal-être » sont encore trop fréquemment mal encadrées.

NATURA*Medicatrix*, qui commercialise les produits évoqués dans ces témoignages, cherche continuellement à améliorer leurs formulations.

Actuellement, le LactoGyn Crispatus s'appelle LactoGyn Crispatus BIO car sa formulation est certifiée bio ! Il s'utilise toujours en cas d'infections uro-vaginales.

Pour améliorer sa formulation, le fruit du Gattillier (*Vitex agnus-castus*) sera ajouté au LactoGyn Crispatus Bio. Connu depuis des siècles et utilisé par les médecins de la Grèce antique pour son pouvoir calmant des ardeurs sexuelles, le Gatillier a par la suite trouvé sa place dans l'équilibre du cycle hormonal féminin et pour soulager les symptômes du syndrome prémenstruel. Aujourd'hui, de récentes études ont démontré un pouvoir destructeur des cellules cancéreuses de l'utérus et des ovaires.

Le Lactipro sera bientôt disponible (fin avril, début mai) également en formulation bio, et ses actions seront renforcées par l'addition d'une plante bio aux propriétés bénéfiques pour le confort intestinale, son nouveau nom sera donc Lactipro BIO.

Bien entendu, le Laxibio sera disponible aussi en formulation BIO et ses bénéfices seront améliorés par l'ajout de psyllium bio.

Plus de renseignements seront disponibles en mars 2014 à propos de ces 2 nouveaux produits bio (Lactipro Bio et Laxibio Bio). Rendez-vous sur www.naturamedicatrix.be.

CHAPITRE 14

SOLUTION NATURELLE POUR JUGULER LES INFECTIONS DU TRACTUS URINAIRE ET DU VAGIN PAR LA RESTAURATION DE LA FLORE VAGINALE : LACTOGYN CRISPATUS BIO

Ensemencer grâce au **LactoGyn Crispatus Bio.**

• *Sa composition*

Par gélule, 5,4 milliards de Lactobacilles :

- 60 % de ***Lactobacillus crispatus***
- 20 % de *Lactobacillus brevis*
- 20 % de *Lactobacillus acidophilus*

Avec comme excipient la maltodextrine et poudre de cosse de riz (Nu-Rice et Nu-Flow, excipeint Bio).

La gélule de couleur blanche est réalisée en gélatine d'origine végétale à base d'Hypromellose (vegicaps).

Vous trouverez 30 gélules dans chaque boite.

• *Durée de la cure du LactoGyn Crispatus Bio*

La durée du traitement dépend de votre hygiène alimentaire et de votre hygiène de vie, des symptômes que vous ressentez et de leur importance, de leur récurrence éventuelle.

Il est recommandé de consulter un médecin ou thérapeute averti.

• *À titre préventif*

1 gélule par jour pendant 4 semaines – pour couvrir la cure préventive, 1 boîte suffit.

• *Lors d'épisodes d'agressions*

2 gélules pendant 2 semaines suivies de 2 semaines avec une seule gélule - pour couvrir la cure curative, 2 boîtes sont nécessaires.

• *Quand il y a récurrence*

Quand les infections deviennent **répétitives**, il y a lieu de **chercher les causes** de cette récurrence.

Elle signe aussi, dans beaucoup de cas, un microbiote intestinal en mauvais état, qu'il y a lieu de restituer et de réparer pour sortir du cercle infernal d'infections.

Les habitants du microbiote intestinal sont principalement des Bifidobactéries et des Lactobacilles. Le Lactipro renferme ces bactéries, des bactéries représentatives et bénéfiques de l'écosystème intestinal.

Aussi, notez qu'il est important de recommencer une cure de probiotiques vaginaux, 3 mois plus tard, ensuite, au moins une fois par an voire davantage quand les épisodes d'infections sont fréquentes ou perdurent depuis des années.

Des études scientifiques portant sur le ***Lactobacillus crispatus*** sont résumées ci-dessous :

il diminue le risque d'affections de la sphère uro-génitale, participe activement à sa reconstruction harmonieuse,

il montre la particularité de synthétiser du peroxyde d'hydrogène (H_2O_2).

• *Mesures préventives*

Les probiotiques sont tout à fait indiqués pour un usage interne et ne produisent aucun effet secondaire.

Les personnes hypersensibles à un ou plusieurs excipients du produit doivent s'abstenir.

• *Qui sont les intéressées ?*

Il peut être recommandé à tout âge de la fillette, aux adolescentes, de la femme en âge de procréer à la femme ménopausée.

Pour les fillettes et les adolescentes vierges, pour la majorité la membrane de l'hymen, située à l'entrée du vagin entre 1 et 2 cm du bord, n'obstrue pas complètement l'entrée du vagin afin que les règles puissent passer. Il existe différentes formes de membrane hyménale : annulaire, semi-lunaire, labié, bridé, criblé, etc. Toutefois, certaines femmes naissent avec un hymen clos.

Dans les cas où l'hymen n'est pas clos, une gélule de probiotiques peut être introduite *via* la voie vaginale ou *per os*. Toutefois, si l'hymen est clos, *per os*.

Chez la femme enceinte, il sera utilisé sur base de l'avis du médecin.

Si vous vous posez d'autres questions sur l'utilisation du LactoGyn Crispatus Bio, consultez votre médecin habituel ou médecin de famille.

• *Précautions*

En cas d'association avec un antibiotique, les Lactobacilles doivent être avalés 2 heures avant ou après la prise de ceux-ci.

En résumé, quels sont les symptômes évocateurs qui appellent son usage ?

1 Cystites récurrentes.

2 Infections vaginales (douleurs, pertes blanches et/ou odeurs désagréables, sensations de brûlures, démangeaisons, sécheresse, ...).

3 Facteurs de risques d'infections urinaires et vaginales (constipation, dysbiose intestinale, pilule hormonale contraceptive, prise d'antibiotiques, ...).

• *Synergie de probiotiques et Gattillier*

Très bientôt, en plus d'être bio, le LactoGyn Crispatus Bio sera renforcé par l'action du Gattillier. Cette plante contient de nombreuses substances actives (flavonoïdes, victine...). De nombreuses études ont montré qu'elle possède la propriété de régulariser le cycle menstruel, mais aussi de soulager les syndromes prémenstruels. Il est donc vivement recommandé en cas de douleurs mammaires, de règles irrégulières, d'infertilité...

Une nouvelle formulation à découvrir très bientôt !

• *Les acteurs de la distribution*

en France

• NATURA*Medicatrix*

- Résidence Alzette, 35-41, rue Victor Hugo, L-4140 Esch-sur-Alzette, Grand Duché de Luxembourg.
- www.naturamedicatrix.lu

Notez que le LactoGyn Crispatus Bio est disponible dans les magasins bio et les pharmacies sans prescription médicale.

En Belgique

• NATURA*Medicatrix* sprl

- 39, av. du Centenaire, B-4053 Embourg – Belgique.

Disponible en magasins bio et sur www.naturamedicatrix.be

• *Les Acteurs de la Fabrication et du Conditionnement*

• Vésale Pharma

- 9, rue Louis Allaert, B-5310 Noville-sur-Mehaigne – Belgique.
- www.vesalepharma.com

Du belge, internationalement reconnu.

Nouveau brevet mondial par la mise au point de système breveté assurant la viabilité des probiotiques. Les résultats collectés lors d'essais cliniques sont publiées dans des revues scientifiques de hauts vols !

• *Conservation et Stabilité*

Il est recommandé de conserver le LactoGyn Crispatus Bio dans un endroit frais et sec. Evitez des températures élevées et les sources de forte chaleur car les probiotiques supportent mal la chaleur excessive. De plus, il est également déconseillé de les conserver dans un frigidaire car l'humidité qui y règne est préjudiciable pour leur survie.

Utiliser avant la date de péremption. La durée de conservation est de 24 mois : la date de péremption figure sur la face externe de l'emballage.

CHAPITRE 15

DÉTOUR SUR SA FIABILITÉ ET SON EFFICACITÉ

Le choix des différents probiotiques ainsi que leur quantité par gélule ont été définis sur base d'études scientifiques approfondies.

Les études scientifiques qui portent sur le *Lactobacillus crispatus* montrent que ce lactobacille est capable de diminuer le risque d'affections de la sphère uro-génitale, il participe activement à sa reconstruction harmonieuse.

Les résumés de ces études scientifiques sont compilées dans les pages suivantes.

CHAPITRE 16

TROUVAILLES SCIENTIFIQUES PERTINENTES PORTANT SUR LES SOUCHES DES LACTOBACILLES *CRISPATUS, ACIDOPHILUS ET BREVIS,*

Constituants du LactoGyn Crispatus Bio.

Jusqu'à 2006

• *Les valeureux Gardiens de la défense du vagin*

Heureusement qu'il existe des bactéries qui pensent pour nous ! Elles montrent une efficacité redoutable pour maintenir le microbiote vaginal et son harmonie en parfait équilibre.

• *Le crispatus, le plus fréquemment trouvé au sein du microbiote vaginal*

Les scientifiques s'intéressent beaucoup à lui dès l'aube des années 2000. En 2005, des études pilotes de safety et d'efficacité portant sur plus de 400 femmes souffrant d'infections vaginales recevant le «*crispatus*» montrent que les femmes sont satisfaites. (1, 2, 3)

En 2006, des études de phase I, montrent que cette souche est douée de propriétés étonnantes. En effet, elle est capable de synthétiser de l'H_2O_2, de se fixer avec ténacité à la paroi vaginale, et enfin, d'empêcher l'adhérence des pathogènes aux cellules de la muqueuse vaginale (26).

Conclusions des études menées en 2006, le «*crispatus*» est une solution hautement fiable pour restaurer le microbiote vaginal normal, de plus, en prévention, il diminue le risque d'infections urogénitales récidivantes. (1, 2, 3, 4, 5)

---

1. Kwok, Adherence of *Lactobacillus crispatus* to Vaginal Epithelial Cells From Women With or Without a History of Recurrent Urinary Tract Infection The Journal of Urology, Volume 176, Issue 5, Pages 2050-2054 AHFS 2006 Drug Information. ASHP Bethesda.
2. Marrazzo J.M., Cook R.L., Wiesenfeld H.C., Murray P.J., Busse B., Krohn M., Hillier S.L., Women's satisfaction with an intravaginal Lactobacillus capsule for the treatment of bacterial vaginosis. J. Womens Health (Larchmt). 2006 Nov; 15(9): 1053-60.
3. Uehara S., Monden K., Nomoto K., Seno Y., Kariyama R., Kumon H., A pilot study evaluating the safety and effectiveness of *Lactobacillus vaginal* suppositories in patients with recurrent urinary tract infection. Int. J. Antimicrob. Agents. 2006 Aug.; 28 Suppl. 1: S30-4.
4. Czaja C.A. et al., 2007. Phase I, trial of *Lactobacillus Crispatus* vaginal suppository for prevention of recurrent urinary tract infection in women. Infectious diseases in Obstetrics and Gynaecology, Vol 2007, article ID 35387
5. Atassi F., Brassart D., Grob P., Graf F., Servin A.L., Lactobacillus strains isolated from the vaginal microbiota of healthy women inhibit *Prevotella bivia* and *Gardnerella vaginalis* in coculture and cell. culture. FEMS Immunol. Med. Microbiol. 2006 Dec; 48(3): 424-32.

• *L'acidophilus, sa capacité détonante d'acidifier*

Il y a plus de 100 ans qu'il a été observé, et nommé «*L'acidophilus*». Très vite les chercheurs observent sa capacité à sécréter de l'acide lactique. Il contribue largement à maintenir l'écosystème vaginal en terrain acide. (1, 2, 3, 4)

1. Delia A., Morgante G., Rago G., Musacchio M.C., Petraglia F, De Leo V. Effectiveness of oral administration of *Lactobacillus paracasei* subsp. paracasei F19 in association with vaginal suppositories of *Lactobacillus acidofilus* in the

treatment of vaginosis and in the prevention of recurrent vaginitis. Minerva Ginecol. 2006 Jun ; 58(3) : 227-31.

2. Drago L., De Vecchi E., Nicola L., Zucchetti E., Gismondo M.R., Vicariotto F., Activity of a *Lactobacillus acidophilus*-based douche for the treatment of bacterial vaginosis. J. Altern Complement Med. 2007 May ; 13(4) : 435-8.

3. Falagas ME., Betsi GI., Athanasiou S., Probiotics for the treatment of women with bacterial vaginosis.Clin. Microbiol. Infect. 2007 Jul ; 13(7) : 657-64.

4. Tasdemir M., Tasdemir I., Tasdemir S., Tavukcuoglu S., Alternative treatment for bacterial vaginosis in pregnant patients ; restoration of vaginal acidity and flora. Arch. AIDS Res. 1996 ; 10(4) : 239-41.

• *Le brevis, courtisan fidèle*

Il se distingue des deux souches précitées par le fait qu'il ne synthétise pas de H_2O_2.

Des études montrent sa grande affinité pour les cellules vaginales. Il s'oppose à la fixation des intrus pathogènes. Au même titre que les deux précédents, il maintient le microbiote acide. Il a aussi été montré qu'il contribue à la diminution des odeurs désagréables. (1)

1. Mastromarino P., Brigidi P., Macchia S., Maggi L., Pirovano F., Trinchieri V., Conte U., Matteuzzi D., Characterization and selection of vaginal Lactobacillus strains for the preparation of vaginal tablets. J. Appl. Microbiol. 2002 ; 93(5) : 884-93.

Mise à jour sur son histoire entre 2001 et 2011

Publiées dans les journaux scientifiques de hauts vols :

1 sur les Activités Antibactériennes de *Lactobacillus crispatus ATCC 33820 et du Lactobacillus gasseri ATCC 33323*, en 2001,

2 sur l'adhérence du *Lactobacillus crispatus* aux cellules de l'épithélium vaginal des femmes montrant une histoire d'infection du tractus urinaire ou pas, 2006,

3 sur le suppositoire probiotique intra-vaginal pouvant réduire les infections récurrentes du tractus urinaire, en avril 2011.

En avril 2011

Dans le journal *Clinical Infectious Diseases April 15, 2011*, Probiotic May Help Prevent Recurrent Urinary Tract Infection par Ann Stapleton, MD et al. – University of Washington in Seattle.

Le Probiotique peut aider à prévenir les infections récurrentes du tractus urinaire.

Les Conclusions

De cette étude clinique de Phase 2 randomisée contre placebo sur le *Lactobacillus crispatus CTV-05* (*Lactin-V*, Osel Inc), il ressort de tout cela que le Lactin-V réduit le risque d'infections récurrentes du tractus urinaire, approximativement aussi efficacement qu'une prophylaxie antimicrobienne, induisant un taux élevé de colonisation pour la plupart des femmes, de plus, il a été bien toléré. Il réduit, de plus de la moitié, le taux d'infection récurrente du tractus urinaire parmi les femmes enclines à contracter ces infections, ceci renforce favorablement les résultats précédents observés en terme de prophylaxie antimicrobienne.

En 2006

Dans le journal *J Urol.* 2006 Nov; 176(5): 2050-4; discussion 2054 de Kwok L, Stapleton AE, Stamm WE, Hillier SL, Wobbe CL, Gupta K - University of Washington School of Medicine, Seattle, Washington.

Adhérence du *Lactobacillus crispatus* aux cellules épithéliales vaginales chez des femmes souffrant ou non d'une histoire d'infection récurrente du tractus urinaire.

Les Conclusions :

le *L. crispatus CTV-05* montre une grande adhérence aux cellules épithéliales vaginales récoltées parmi un grand échantillon de femmes montrant une histoire d'infection récurrente du tractus urinaire,

ces résultats renforcent intensément l'évaluation de ce probiotique dans les essais cliniques parmi des femmes souffrant d'infection récurrente.

En juin 2001

Dans le *The Journal of Microbiology*, June 2001, p.146-148 Vol. 39, No. 2, Jin-Woo Kim1 and S.N. Rajagopal - Antibacterial Activities of *Lactobacillus crispatus* ATCC 33820 and *Lactobacillus gasseri* ATCC 33323.

Les Activités antibactériennes de *Lactobacillus crispatus* ATCC 33820 et de *Lactobacillus gasseri* ATCC 33323.

Ils concluent de cette étude :

Les lactobacilles, *Lactobacillus crispatus* ATCC 33820 et *Lactobacillus gasseri* ATCC 33323 ont inhibé *Escherichia coli, Klebsiella pneumoniae, Pseudomonas aeruginosa*, le *Bacille subtilis, Staphylococcus aureus, Enterococcus faecalis,* Ces 2 bactéries possèdent un large spectre d'inhibition, inhibant aussi bien les bactéries Gram +, que les Gram – (*).

Pour *Pediococcus acidilacticii* et *Lactobacille helveticus*: aucune activité lysozyme n'a été relevée dans les surnageants. Le lysozyme est considéré comme un antibiotique naturel. (*)

L'addition de catalase n'a pas affecté les activités antibactériennes des surnageants indiquant que l'activité antimicrobienne n'est pas due au peroxyde d'hydrogène.

Les substances antibactériennes sont stables à la chaleur (100 °C pendant 60 minutes) et sont sensibles aux protéases.

Au vu du large spectre d'inhibition et de la stabilité thermique des substances antimicrobiennes produites par *L. crispatus* et *L. gasseri*, les composants antibactériens sont peut être des bactériocines. Par conséquent, ils peuvent être potentiellement utilisés comme probiotiques et bio-conservateurs alimentaires.

• *Gram + Gram -, de quoi s'agit-il ?*

En 1884, l'éminent bactériologiste danois, Hans Christian Gram, amène une pierre des plus utiles à l'édifice des connaissances en bactériologie, celle qui permet la distinction de 2 groupes de bactéries : les souches Gram positives et les souches Gram négatives.

(*) Le **lysozyme**, protéine globulaire longue de 129 acides aminés (aa), chez l'être humain, découverte en 1922 par Alexander Fleming, nommée **l'Antibiotique naturel** ou **l'Opsonine innée**, enzyme capable de lyser des bactéries, en particulier, à Gram positif, indépendamment de leur pouvoir pathogène.

En revanche, les bactéries à Gram négatif sont généralement résistantes à cette enzyme grâce à leur couche externe protectrice de lipo-polysaccharides. Cette couche se comporte comme un bouclier protecteur contre l'attaque par le lysozyme.

Cette enzyme trouvée chez l'Homme, dans les sécrétions (larmes, salive, lait maternel, mucus, ...), chez de nombreuses espèces animales, chez les Acariens, les Insectes. Le blanc de l'œuf en contient.

CHAPITRE 17

CYSTITES ET VAGINITES

Je m'attarde sur ces pathologies, propos de ce livre :

• *Symbolique remplie de sens*

Cystite « *l'Obsession du marquage du territoire* » {Revue Néosanté, mai 2011, page 21, Bernard Tihon}.

• *Les origines latines et grecques*

• Cystite

- Du grec « kystis » ou vessie,
- Du latin « urere » ou brûler - effectivement, la cystite peut être douloureuse et brûlante. « Trop près du feu ou du soleil. »

• Vaginite

- Du latin « *vulvaria* » se rattache à la *vulve* car la plante a été utilisée en gynécologie,

- La vaginite est une inflammation de la muqueuse vaginale, caractérisée par des brûlures vaginales, des leucorrhées et une démangeaison vaginale et vulvaire.

• *Minuscule d'où viens-tu ?*

• Est-ce animal, végétal ou minéral ?

De quel règne nous viennent ces étranges créatures que nous nommons **germes** et **microbes** ?

Les microbes portent aussi le nom de microorganismes, «**micro organismes**», car trop minuscules pour que nos yeux les voient, regroupent les bactéries, les moisissures, les protozoaires, les algues microscopiques et les virus.

Comme vous le savez déjà, parmi ces minuscules, certains peuvent être les initiateurs d'infections fort dérangeantes, des maladies telles que le sida, les hépatites, puis, tous ceux qui spolient la nourriture.

Toutefois, et fort heureusement, la plupart contribuent crucialement à maintenir l'équilibre des organismes vivants et des produits chimiques de notre environnement.

Les micro-organismes marins constituent la base de la chaine alimentaire des océans, des lacs, et des rivières. Les microbes présents dans le sol contribuent à la destruction des déchets et incorporent le gaz nitrogène (NO) de l'air au sein des composants organiques, de cette manière, ils participent au recyclage des éléments chimiques dans le sol, l'eau et l'air.

Certains microbes participent à la photosynthèse, un processus générateur de nourriture et d'oxygène, et de toute vie sur Terre !

Les Hommes, et beaucoup d'autres animaux, dépendent des microbes vivant au sein de leurs intestins, pour la digestion et la synthèse de certaines vitamines dont le corps a besoin, incluant certaines vitamines B pour le métabolisme et la vitamine K pour la coagulation.

Les micro-organismes ont aussi beaucoup d'applications commerciales. Ils sont utilisés pour synthétiser des produits chimiques tels que les vitamines, les acides organiques, les enzymes, les alcools, et beaucoup de médicaments.

En 1914, Chaim Weizmann, chimiste russe vivant en Angleterre, découvre les processus par lesquels les microorganismes synthétisent l'acétone et le butanol.

L'industrie de l'alimentation utilise aussi les microbes pour fabriquer vinaigre, choucroute, saumures, boissons alcooliques, miso, fromage, yogourt, pain, etc.

De plus, l'ADN des microbes, codant des enzymes, peut être manipulé de manière à synthétiser des substances qu'il ne synthétise pas normalement. Ces substances incluent la cellulose, support digestif et draineur, et de plus, des substances importantes, comme l'insuline.

Quoique seulement une minorité de microorganismes est pathogène, les connaissances pratiques sont nécessaires pour la médecine et les sciences de santé.

Nous savons, aujourd'hui, que les microorganismes sont trouvés partout. Ils sont restés dans l'inconnu jusque l'invention du microscope qui les révéla aux yeux des scientifiques.

Des milliers de gens ont trouvé la mort lors des nombreuses épidémies dévastatrices, à cette époque, les causes n'étaient pas connues.

• Bienvenue dans le monde des bactéries

Les bactéries, microorganismes vivants **unicellulaires** ou **procaryotes** (*du grec signifiant* «*prenucleus*» «avant le noyau»).

Leur matériel génétique n'est pas emprisonné dans une membrane nucléaire spécifique, ainsi, ils sont dépourvus de noyau et d'organite.

• Le microbiote normal

10 fois plus de bactéries : 10^{14} contre 10^{13} cellules

En général, les animaux et les humains, ne présentent aucun microbe *in utero*. Toutefois, à la naissance, des populations microbiennes normales et spécifiques s'installent. Juste avant la naissance, les lactobacilles présents dans le vagin se multiplient rapidement. Le premier contact du nouveau-né avec les micro-organismes est ainsi celui du lactobacille qui devient prédominant dans l'intestin du nouveau-né.

Davantage de micro-organismes prennent possession du nouveau-né lors de la respiration et de l'alimentation. Après la naissance, *E coli* et d'autres bactéries provenant des aliments commencent à envahir le gros intestin. Ces micro-organismes perdurent toute la vie. En réponse à des conditions environnementales altérées, leur nombre augmente ou diminue, et par conséquent, contribue à l'apparition de la maladie.

Beaucoup d'autres micro-organismes inoffensifs s'installent dans tout l'organisme adulte.

Beaucoup de facteurs déterminent la distribution et la composition du microbiote normal. Parmi ceux-ci, la nutrition, les facteurs chimiques et physiques, les défenses de l'hôte et les facteurs mécaniques.

CHAPITRE 18

LE TRACTUS DIGESTIF, DÉTOUR ANATOMIQUE, EN TRÈS BREF

Le tractus digestif, c'est un canal alimentaire avec sa bouche, son pharynx, son œsophage, son estomac, son intestin grêle et son gros intestin. Sur ce long tube s'articulent une série de structures accessoires : les dents, la langue, des glandes salivaires, le pancréas, le foie, la vésicule biliaire, toutes productrices de sécrétions qui sont déversées dans le tractus.

Ses fonctions : digestion, absorption, péristaltisme et défense immunitaire.

Celle de **digérer** le bol alimentaire, c'est-à-dire couper en petits fragments, puis, en molécules qui peuvent être **absorbées** et utilisées par les cellules.

L'**absorption** des molécules se réalise au niveau de l'intestin grêle, long d'environ 6 mètres, et formé de trois parties (duodénum, jéjunum et iléon) montrant une paroi hautement organisée en 4 couches : une muqueuse, une sous-muqueuse, une musculeuse et une séreuse.

La **muqueuse** du grêle présente l'allure d'un épithélium (ce qui signifie une seule couche de cellules), douée d'une capacité d'absorption énorme couvrant 100 m^2 grâce aux nombreuses **villosités** et **cryptes**. Cette surface est augmentée jusqu'à atteindre 6,600m^2, grâce aux **entérocytes** et **leur bordure en brosse.**

C'est au niveau de l'artériole, du réseau capillaire, de la veinule et des réseaux capillaires de chaque villosité que les molécules de la digestion sont drainées *via* un seul chylifère central pour gagner le flux sanguin ou la lymphe et par la suite, elle sont distribuées à toutes les cellules de l'organisme.

Les cellules de la muqueuse du grêle et leurs fonctions :

- **Entérocytes,** absorbantes.
- **Cellules à mucus**, sécrétrices de mucus protecteur (mélange de mucines = glyco-peptides) et des peptides trifoliés, à pH alcalin (des litres sont produits tous les jours).
- **Cellules de Paneth,** sécrétrices de lysozymes et de défensines.
- **Cellules M,** défense.
- **Cellules endocrines,** sécrétrices de peptides (GIP, sécrétine, cholecystokinine, peptide YY, GLP-1 et entéro-glucagon).
- Le **péristaltisme**, allie la progression du bol alimentaire (chyle) grâce à la musculature lisse du grêle.
- Au niveau du colon grâce aux colonocytes, absorption d'eau, de nutriments et de vitamines.
- Entérocytes et colonocytes forment la séparation avec le milieu extérieur.

Tous les composants non digérés vont former les *fèces* ou selles qui sont expulsées au niveau de l'anus.

La **défense** au niveau du grêle s'organise sur deux lignes : une première ligne **chimique** grâce aux sucs gastrique, pancréatique et la bile *via* leur acidité et propriétés bactéricides, et une deuxième ligne, **immunitaire** sous forme de **follicules lymphoïdes** et de **plaques de Peyer**.

(La lymphe, nom du fluide du système lymphatique – transportée par les vaisseaux lymphatiques. Ce système comprend des structures et des organes lymphoïdes et de la moelle osseuse rouge (là où se développent les cellules sanguines à partir de cellules souches]. Le tissu lymphoïde regorge de lymphocytes T, B et de cellules phagocytaires qui participent à la réponse immunitaire.)

La glutamine est le plat favori des entérocytes et des cellules immunitaires. Il s'agit d'un acide aminé entrant dans la constitution des jonctions serrées reliant les entérocytes entre eux. Il est recommandé d'avaler 500 mg à 1 g par jour voire davantage en fonction de la gravité des pathologies.

Les **Colonocytes** : ce sont les cellules logées au niveau du colon. Leur plat favori est constitué de fibres ou, autrement dit, de prébiotiques à base de FOS. Les bonnes bactéries situées au niveau du colon métabolisent les fibres (ou prébiotiques à base de FOS) pour former du butyrate dont le rôle est de restaurer la muqueuse intestinale et sa motilité. Ainsi, l'expulsion des fèces est grandement facilitée.

CHAPITRE 19

LE TRACTUS DIGESTIF ET SON MICROBIOTE NORMAL

Les bactéries colonisent largement le tractus. Un millilitre de salive renferme des millions de bactéries. L'estomac et l'intestin grêle renferment moins de bactéries en raison de l'acide chlorhydrique produit par l'estomac. Cet acide permet au tractus de ne pas être envahi par les microbes dangereux. L'intestin grêle, sa fonction, c'est d'absorber les nutriments qui le traversent. A son niveau, tout un système de défense est superbement orchestré : défense bactérienne et des millions de cellules, hautement spécialisées, les cellules de Paneth.

Les cellules de Paneth sont capables de phagocyter les bactéries intruses. Elles synthétisent des protéines, « défensines » (peptides anti-microbiens) et le « lysozyme » (enzyme antibactérienne « antibiotique naturel »).

En revanche, le colon renferme des populations gigantesques dont la majorité sont anaérobies (1 gramme de selles : 100 milliards de bactéries dont 40 % de la masse fécale est du matériel cellulaire microbien).

Toutes ces bactéries assistent la digestion enzymatique des nutriments, principalement, les polysaccharides qui sont laborieux à digérer.

Aussi, elles synthétisent certaines vitamines très utiles.

CHAPITRE 20

DU CÔTÉ DES PROBIOTIQUES

Comme nous l'avons déjà signalé à maintes reprises, il est crucial que vous portiez votre choix sur des probiotiques **représentatifs** de nos microbiotes, de l'intestinal au même titre que du vaginal afin de conserver **l'équilibre des écosystèmes** respectifs normalement constitués.

Choisir « du représentatif » signifie que les bactéries font partie des familles bactériennes dominantes au sein de l'écosystème normal. Pour conserver les bienfaits de l'écosystème intestinal, vous veillerez à ce qu'il y ait dans le sachet des **Lactobacilles** et des **Bifidobactéries,** quant à l'écosystème vaginal, des **Lactobacilles.**

Cette histoire étonnante sur les écosystèmes qui nous habitent ne finit pas de nous surprendre dans la mesure où nous abritons des écosystèmes qui nous correspondent tel un passeport d'identité, largement décrit par Tannock. **{Tannock G.W., 2002. Probiotics and prebiotics : where are we going ? In : Tannock G.W., ed. Probiotics and prebiotics : Press, 1-40}.**

Nous en sommes encore au b.a.-ba des connaissances de la microflore intestinale, tant la tâche est imposante au vu de la grandeur de la surface à analyser et de la complexité de l'écosystème.

Holzapfel et al., en 1998, se sont intéressés à la surface du corps la plus grande, celle de la muqueuse intestinale évaluée à 200-300 m², ce court de tennis représente la plus grande surface du corps en contact avec l'environnement **{Holzapfel W.H., P. Haberer, J. Snel, U. Schillinger and. J.H.J. Huis in't Veld. 1998. Overview of gut flora and probiotics. Int. J. Food Microbiol. 41 (2) : 85-101}.**

Notez que le colon abrite plus de bactéries que l'intestin grêle.

CHAPITRE 21

MICROBIOTE NORMAL REPRÉSENTATIF DES SYSTÈMES URINAIRE ET REPRODUCTEUR

• *Les principaux occupants sont*

• Au niveau de l'urètre :

Staphylococcus, Micrococcus, Lactobacillus, Bactéroïdes, Dipthéroïdes aérobies, Pseudomonas, Klebsiella et *Proteus.*

La partie la plus basse de l'urètre abrite une population résidente.

• Au niveau du vagin :

Lactobacilles, Streptococcus, Clostridium, Candida albicans et *Trichomonas vaginalis.*

Il existe une population de microbes « acide-tolérante » en raison de la nature acide des sécrétions vaginales (pH entre 4 et 4.5).

Le mucus et les pertes périodiques préviennent l'accrochage des microbes.

En effet, le flot d'urines enlève mécaniquement les microbes, de plus, le pH de l'urine (entre 5 et 6) et de l'urée est antimicrobien. Les cils et le mucus expulsent les microbes du col de l'utérus vers le vagin. Toutefois, l'acidité du vagin inhibe et tue les microbes.

Le **Lactobacillus** est un genre de bactéries dont certaines espèces sont tolérantes aux milieux acides.

«**Lacto Bacille**» en raison de leur capacité, pour la plupart, de convertir le lactose et d'autres sucres simples en Acide Lactique, rendant le milieu acide. De part cette propriété, «briseuses de sucre», elles sont aussi qualifiées d'espèces saccharolytiques.

pH, potentiel d'Hydrogène, en chimie, il s'agit d'une mesure de l'activité chimique des ions hydrogène, les protons H^+ en solution. Dans une solution à une température de 25°C : pH Neutre =7 ; pH Acide <7 ; Basique >7.

CHAPITRE 22

DÉTOUR ANATOMIQUE, EN TRÈS BREF

Tractus urinaire et Système Reproducteur

• *Le tractus urinaire*

Constitué d'organes qui régulent la composition chimique et le volume du sang en excrétant principalement des déchets azotés et de l'eau.

En raison de cette ouverture vers l'extérieur, et son environnement, le système urinaire est voué aux infections. Les membranes de la muqueuse sont moites et plus promptes au développement bactérien, que la peau, par exemple.

Le tractus, ce sont deux reins, deux uretères, une vessie unique et un seul urètre.

Certains déchets passent du sang dans les uretères vésicaux grâce aux reins. Les uretères qui transportent l'urine jusqu'à la vessie sont munis de valves empêchant le reflux de l'urine vers les reins, et ainsi, protègent de l'infection la partie basse du tractus urinaire.

De plus, l'acidité de l'urine normale montre certaines propriétés antimicrobiennes.

Enfin, la puissance de la miction chasse, aussi, les intrus infectieux.

• *Son microbiote normal*

L'urine normale est stérile. Toutefois, lors de son passage dans l'urètre, elle peut être contaminée.

Le tractus urinaire, dans son état normal, renferme quelques microbes. Toutefois, parfois, il peut être soumis à des infections plus préoccupantes par des bactéries ou d'autres pathogènes comme les schistosomes ou les protozoaires ou les champignons. De plus, les maladies sexuellement transmissibles (MST) affectent aussi le système urinaire au même titre que le système reproducteur.

• *Le tractus urinaire et ses inflammations via des sources d'entrées externes*

- **l'Urétrite,** inflammation de l'urètre,
- **la Cystite,** inflammation de la vessie,
- **l'Uretère-ite,** inflammation de l'uretère,
- **la pyélonéphrite**, inflammation du rein.

Le danger le plus significatif de ces infections du tractus urinaire bas, c'est que l'infection peut *via* les uretères rejoindre les reins, causant une pyélonéphrite (*Leptospirosis* identifié dans les urines).

Aux US, environ 900.000 cas d'infections d'origine nosocomiale dont 90 % associées au cathéter urinaire en raison de la proximité de l'anus.

- *Escherichia coli* détient le record des infections.
- *Pseudomonas* est ennuyeux car il résiste aux antibiotiques.

CHAPITRE 23

LA CYSTITE

L'inflammation la plus fréquente chez les femmes, avec:

- **Dysurie**: urination (miction) difficile, douloureuse et d'urgence et
- **pyurie** (de *pyo*, pus et de *urie*, urine): présence de pus, et de leucocytes altérés dans les urines.

Pourquoi huit fois plus de cystites parmi les femmes que parmi les hommes?

1 Parce que l'urètre est seulement long de 5cm, les microorganismes le traversent aisément.

2 Parce que l'anus, plus proche de urètre, est source de contaminations bactériennes intestinales.

- ***Escherichia coli*** détient le record des infections.
- ***Staphylococcus saprophyticus*** fréquent.
- Le diagnostique inclut aussi un test urinaire positif pour la **Leucocyte estérase**, enzyme produite par les neutrophiles signant une infection active.

CHAPITRE 24

LE SYSTÈME REPRODUCTEUR

Il partage certains organes avec le système urinaire. Sa fonction est la production de gamètes afin de perpétuer l'espèce, nourrir l'embryon et le fœtus.

Le système reproducteur, ce sont deux ovaires, deux trompes de Fallope, un utérus incluant son col, un vagin et son hymen, et la vulve externe.

Aussi, en raison de cette ouverture vers l'extérieur, il est soumis aux infections. En effet, lors des rapports sexuels, des microbes pathogènes peuvent être échangés. Certains pathogènes se sont adaptés à cet environnement et à un mode sexuel de transmission.

• *Son microbiote normal*

Les bactéries prédominantes dans le vagin sont des **lactobacilles**.

La nature du microbiote est bien faite, en effet, notez ses qualités :

- Des substances inhibant la croissance de bactéries nocives :

- Ces bactéries synthétisent de **l'acide lactique** qui maintient le pH acide (3.8 à 4.5) du vagin, inhibant, ainsi, la croissance de la plupart des microbes malvenus.
- La plupart des lactobacilles habitant le vagin produisent du **peroxyde d'hydrogène**, qui empêche aussi la croissance d'autres bactéries.
- Certains lactobacilles sécrètent des **bactériocines**.

- Des hormones favorisant la croissance de bons lactobacilles
  - Les oestrogènes, hormones sexuelles, promeuvent la croissance des lactobacilles en augmentant la production de **glycogène** par les cellules épithéliales vaginales. Ce glycogène **est brisé en glucose, puis, métabolisé en acide lactique par les lactobacilles.**

D'autres bactéries vivent aussi dans le vagin, tels les Streptocoques, certains anaérobies et certains Gram négatifs.

Le *Candida albicans*, semblable à un champignon, fait partie de ce microbiote normal.

• *Grossesse et Ménopause*

Qu'en est-il du microbiote pendant ces étapes ?

Souvent associées à des **infections plus fréquentes** du tractus urinaire.

La raison est que les taux d'oestrogènes sont plus bas, résultant en une population moindre de lactobacilles, par conséquent, une acidité vaginale aussi amoindrie.

• *Le nouveau-né*

Le bébé, *in utero,* est stérile dans la mesure où il ne possède pas de champignon, pas de bactérie, pas de virus. Lors de l'accouchement, en revanche, il avale des liquides et il est en contact étroit avec la microflore vaginale de sa mère. C'est de cette manière que sa flore intestinale est constituée. Ainsi, **la flore intestinale de base du nouveau-né dépend de la bonne santé de la flore vaginale de sa mère.**

Le colostrum et le lait maternel vont, par la suite, participer activement et sainement à l'ensemencement du microbiote intestinal du nouveau-né et du bébé.

• *Système reproducteur et ses microbes*

Les microbes initiateurs des infections sont très sensibles aux stress environnementaux. Ils nécessitent un contact intime pour la transmission.

Plus de trente parasites infectieux bactériens ou viraux sont considérés comme agents sexuellement transmissibles :

• *Infections via champignon*

- **Vaginite**, infection par le champignon *Candida albicans* – 85 à 90 % des cas – ce champignon se loge au sein des muqueuses de la bouche (Candidose buccale), du tractus digestif et du tractus génito-urinaire (Candidose vulvo-vaginale par *C. albicans vaginitis*, principale cause de vaginite expérimentée au moins une fois par environ 75 % des femmes). Lésions irritantes accompagnées de démangeaisons sévères avec écoulement jaune, épais et mousseux sans odeur.

- **Candidose vaginale,** infection par le champignon *Candida glabrata* – chronique, récurrente et résistante aux antimicrobiens.

- Les infections résultent de l'installation de **surpopulations opportunistes** quand les microbiotes compétents sont détruits par les antibiotiques ou d'autres facteurs prédisposant, comme la constipation, l'alimentation «chimiquée», le grignotage entre les repas, les associations alimentaires génératrices de bol alimentaire impossible à digérer, ou digérés incomplètement, le diabète, l'usage d'antibiotiques à large spectre, les contraceptifs hormonaux (stéroïdes), les cosmétiques, les sulfamides, …

Les hormones sont très probablement un facteur de déséquilibre de la flore comme :

- l'usage de contraceptifs oraux et la grossesse induisant une augmentation du glycogène dans le vagin.

- Les fillettes avant la puberté contractent moins cette infection.

Tous ces facteurs destructeurs du microbiote amènent, au fil du temps, à un déséquilibre de l'écosystème **intestinal** ou dysbiose, et par voie de conséquence, l'écosystème **vaginal**.

• *Infections bactériennes*

- **Gonorrhée,** infection par la Gram négative *Neisseira gonorrho*eae (60 % des patients âgés de 15 à 24 ans).

- **Syphilis**, infection par la Gram positive *Trepanoma pallidum.*

- **Lymphogranulome vénérien,** infection par les sérovars de *Chlamydia trachomatis.*

- **Chancre**, infection par la Gram négative *Haemophilus ducreyi.*

- **Vaginite**, infection par la *Trichomonas vaginalis.*

- **Vaginose bactérienne**, par la pléomorphique (revêtit différentes formes dans certaines conditions ou sous des influences déterminées) Gram variable *Gardnerella vaginalis.* Pas de signes d'inflammation. Cette vaginose s'installe quand la quantité de bactéries vaginales *Lactobacillus* chute résultant en une diminution de la synthèse de peroxyde d'hydrogène.

Elle est caractérisée par un pH vaginal en dessous de 4,5 et un copieux écoulement vaginal mousseux à l'odeur de poisson (en raison des amines produites par cette bactérie). Toutefois, la vaginose relève plus d'une nuisance que d'une infection sérieuse. Elle ne fait pas non plus partie des raisons de naissances prématurées et d'un petit poids de naissance.

• *Infections virales*

- **Herpes génital, dysplasie cervicale, carcinome du col utérin,** par l'*Herpès simplex de type 2* (VHS- 2).

- **Sida,** par le virus de l'immunodéficience humaine (VIH de type 1 et de type 2).

- **Condylomes ano-génitaux,** par le Papillomavirus.

- **Hépatite B**, virus de l'hépatite B (HBV) – maladie hépatique.

- **Hépatite C**, virus de l'hépatite C (HCV) - maladie hépatique.

- **Infection généralisée.**

• *Infections par protozoaires*

Trichomonase, infection par l'anaérobique *Trichomonas vaginalis* quand l'acidité du vagin est perturbée, souvent accompagnée de gonorrhée – écoulement jaune vert malodorant accompagnés de démangeaisons et d'irritation. Plus de la moitié des cas, sont, toutefois, asymptomatiques. *Trichomonas vaginalis* joue son rôle dans la prématurité des accouchements, et par conséquent, un petit poids de naissance.

CHAPITRE 25

L'HYGIÈNE DE VIE

• *Partez en chasse des bactéries endormies dans l'urètre*

En :

- évitant la **constipation (v p. 89),**
- évitant de **vous retenir** d'uriner,
- urinant après chaque **rapport sexuel,**
- vous essuyant **de l'avant vers l'arrière** après chaque émission de selles ou d'urine,
- vous lavant les **mains,**
- pratiquant de l'**exercice physique**, sans excès,
- réalisant, au maximum, **deux toilettes vaginales par jour** sans l'usage de pain de savon antiseptique. Le pH vulvaire se situe entre 5 et 7. Choisissez des produits naturels, exempt de parabène, aluminium, ou produits dérivés du pétrole,
- changeant, **régulièrement, vos serviettes et tampons hygiéniques** pendant les règles,

- prenant soin de votre microbiote vaginal, ensemencer régulièrement à l'aide d'un **probiotique vaginal**, représentatif de votre flore vaginale (par ex. *Lactobacillus crispatus),*

- prenant soin de votre microbiote intestinal, ensemencer régulièrement à l'aide d'un **probiotique intestinal** représentatif de votre flore intestinale (par ex. *Lactobacillus rhamnosus, Bifidobacterium lactis),*

- éviter les **grands dévastateurs d'écosystème**, telles que les drogues allopathiques comme les antibiotiques, les anti-inflammatoires, les hormones contraceptives, ...

- demandant à votre **amoureux ou partenaire sexuel** une analyse de ses urines. Une infection sexuellement transmissible peut signer cette infection.

CHAPITRE 26

L'HYGIÈNE ALIMENTAIRE

Dans la mesure du possible, éviter autant que faire se peut la *constipation*.

Symbolique de la constipation, selon D[r] R Sananès, tenter dans une situation conflictuelle de «ne rien changer et de maintenir la situation acquise».

Le **Garnier Delamare** la définit comme «un resserrement – un ralentissement du transit intestinal entrainant un retard et une raréfaction de l'émission de selles déshydratées».

Fréquemment, le résultat d'une insuffisance thyroïdienne est souligné par D[r] G Mouton, source de déséquilibre de la flore intestinale.

Elle se traduit par une défécation difficile, des ballonnements et sensation de gaz.

NOTEZ que de nos jours, la constipation est une véritable épidémie contre laquelle il faut lutter car elle est la source insidieuse de pathologies plus graves: fibromes, kystes, cancers – chez la femme au même titre que chez l'homme.

• *Problématique des selles déshydratées*

Les selles sont dures et sèches.

- Au fil du temps, les selles qui stagnent, et la chronicité de la problématique, rendent la paroi du rectum poreuse, source d'un passage de toxines, toxiques, déchets, bactéries, qui n'ont pas été arrêtés par un foie fatigué, et ainsi, qui passent dans la circulation sanguine.
- Les poussées répétées amènent des tensions au niveau de la paroi du rectum qui mettent à mal les parois, entrainant au fil du temps, des microfissures avec passage vers la circulation sanguine et le tractus urogénital très proche.

Les conséquences, à long cours :

- une contamination des organes cibles tout proches du tractus uro-génital (vessie, vagin) entrainant cystite et vaginite.
- *Via* un largage des hormones dans la circulation sanguine (oestrogènes et progestérone), signant fibrome, kyste au niveau du tractus génital voire cancer.

• *Les Prébiotiques et leur importance*

Les **Fibres, solubles ou non dans l'eau,** sont connues aussi sous le nom de **prébiotique**. Chimiquement, ce sont des sucres à courte chaine (2 à 20 unités) nommés les **oligosaccharides** ou des **poly-oligosaccharides**.

Les **non solubles** ne sont pas digérées au niveau de l'intestin grêle. Elles favorisent le transit intestinal, c'est-à-dire les contractions intestinales qui nettoient la muqueuse intestinale.

Les **solubles** fermentent de manière à nourrir le microbiote intestinal local (colon et rectum). Le résultat de cette fermentation de sucre en Acide Pyruvique suivie d'une métabolisation sont 3 acides gras volatils ou AGV : acide acétique, acide butyrique et acide propionique. Ces 3 acides gras régénèrent la muqueuse intestinale et restaurent la motilité du colon.

• *Comment lutter contre la constipation ?*

A chacune son rythme, à chacune sa recette.

Des idées en passant :

- augmenter la consommation de fruits : fibres,
- augmenter les légumes crus avant, pendant ou après le repas c'est-à-dire de fibres,
- manger des graisses naturelles de bonne qualité sous forme d'huiles d'olive, de noix ou de colza pressées à froid (<40°C), contenues dans un conteneur de couleur foncée (sans quoi l'huile perd ses propriétés en s'oxydant), une cuillère à soupe par repas,
- boire beaucoup (1.5 à 2 l par jour),
- en prenant soin de votre propre écosystème, c'est-à-dire flore intestinale en suivant une cure de prébiotiques (FOS) et probiotiques (*Bifidobacteriem lactis*) comme le **LAXIBIO INTELICAPS®**.

Pour augmenter la fréquence des selles : LAXIBIO INTELICAPS®

Une synergie richement pensée d'ingrédients naturels de **prébiotiques** et de **probiotiques** dans la mesure où l'un potentialise les bienfaits de l'autre – visant ici à l'amélioration du microbiote intestinal.

L'idée de cette préparation, c'est de faire pousser *in vitro* la *Bifidobactérie lactis* sur un milieu de culture **FOS - fibre soluble** alimentaire, un **prébiotique** renfermant une **chaine courte de Fructo-OligoSaccharides (ScFOS Actilight).**

• *Comment suivre une cure de LAXIBIO ?*

Il est recommandé de dissoudre 1 à 2 sachet(s) dans un verre d'eau (120 ml) au petit-déjeuner ou au repas du soir avec un maximum de 6 sachets par jour.

Lors de selles dures **prolongées**, il est conseillé de commencer avec 2 sachets 3 fois par jour. Ensuite, dès que les selles dures sont libérées, poursuivre pendant 2 semaines avec 2 sachets par jour.

- Pour éviter un effet laxatif trop prononcé, il est recommandé de ne pas dépasser la dose journalière indiquée.

1 sachet de LAXIBIO = 1 milliard de *B. lactis* + 4 g FOS

- La croissance des *B. Lactis* a été optimisée *in vitro* sur milieu FOS pour la **stabilisation** (9 mois, au moins), la **survie** et l'**activité** de la souche *Bifidobacterium lactis.*
- Vous trouverez 30 sachets dans une boite.

• *Pour qui ?*

- Il peut être donné chez l'enfant dès ses 5 ans et chez l'adulte.
- Chez la femme enceinte ou allaitante.

- Il n'existe pas de contre-indication à la prise de prébiotiques ou de probiotiques, sauf chez les personnes ayant des troubles importants de l'immunité qui seront alors suivis de près par leur médecin.
- Ne pas utiliser en cas d'allergie ou d'hypersensibilité à un ou plusieurs des excipients du produit.

• *Comment le conserver ?*

Il est conseillé de conserver au sec, à une température inférieure à 25°C et de l'utiliser avant sa date de péremption qui est inscrite sur la face externe de l'emballage.

• *Nouvelle formulation bio*

Très bientôt (mai-juin 2014), une nouvelle formulation bio du Laxibio Intelicaps® vous sera proposée. Dans ce nouveau produit bio, les probiotiques seront toujours protégés des agressions extérieures et des sucs gastrique et pancréatique via la micro-capsule Intelicaps® pour une meilleure efficacité. De plus, les bénéfices seront renforcés par une plante bio largement recommandée en cas de constipation : le psyllium bio. Plus de renseignements seront disponibles sur le site www.naturamedicatrix.be dans les semaines à venir.

• *Détour bibliographique sur la constipation et la consommation de Bifidobacterium lactis (*) + FOS (**)*

Les observations bien documentées récoltées lors d'essais cliniques montrent que le LAXIBIO :

- est sans danger pour la femme enceinte,

- améliore la santé digestive,
- toutes les fibres choisies sont connues pour stimuler la croissance des bifidobactéries dans le colon,
- les personnes ciblées sont les femmes, les femmes enceintes, les personnes âgées, les enfants, les personnes soucieuses de leur santé et de leur bien-être.

(*) Essais cliniques mettant en jeu la *Bifidobacterium lactis*

Pitkälä et al., en 2007, un essai clinique randomisé, en double aveugle contre placebo, portant sur 209 personnes âgées recevant du lait d'avoine fermenté enrichi de bifidobactéries, pendant 7 mois de suivi, dose un milliard UFC/ jour (+1 milliard *B longum 46 +B. longum 26*) et montre que les selles normales sont plus fréquemment observées dans le groupe sous fibre qu'au sein du groupe placebo.

Pitkälä KH, Strandberg TE, Finne Soveri UH, Ouwehand AC, Poussa T, Salminen S. Fermented cereal with specific bifidobacteria normalizes bowel movements in elderly nursing home residents. A randomized, controlled trial. J Nutr Health Aging.2007; 11: 305-11.

Murakami et al., en 2006, mettent en place une étude transversale randomisée, en double aveugle contre placebo, parmi 36 adultes souffrant de constipation, recevant du yoghourt enrichi de *Bifidobacterium lactis Bb-12* pendant 2 fois 2 semaines. Ils dosent 0, 9 UFC/ jour et observent une augmentation de la fréquence des selles pour le groupe sous Bifidobactérie lactis® par rapport au groupe sans Bifidobactérie lactis®.

Murakami T, Miyahara H, Yukisato S, Nakamura R, Kanno H, Kotakemori M, Kamei T, Kobayashi O. Safety and effect of yoghurt containing Bifidobacterium lactis Bb-12 on improvement of defecation and fecal microflora in healthy volunteers. Food, Health and Nutrition Research (Journal of Nutritional Food) 2006; 9: 1-12.

Matsuko et al., en 2001, au cours d'un essai clinique randomisé, en double aveugle contre placebo, enrôlent 30 adultes souffrant de constipation. Ils reçoivent du yoghourt pendant 2 semaines. Ils dosent 5 milliards UFC/ jour. Une augmentation de la fréquence des selles est observée.

Mastsumoto et al *(2001) Effect of yoghurt with Bifidobacterium lactis LKM512 in improving fecal microflora and def3cation of healthy volunteer. Intestine Microbiology Magazine. 14 : 97-102*

Nishida et al., en 2004, au cours d'un essai randomisé en double aveugle contre placebo enrôlant 29 femmes adultes recevant du yoghourt enrichi en *Bifidobacterium lactis* BB-12 pendant 2 semaines. Une augmentation de la fréquence des selles est observée dans le groupe des dames souffrant de constipation. Ils dénombrent 4 milliards UFC/jour.

Nishida et al *(2004) Effect of Yoghurt containing Bifidobacterium lactis BB-12 on improvement of defecation and fecal micro flora of healthy female adults. Milk Science 53 : (2) : 71-80*

Uchida et al., en 2005, dans un essai clinique randomisé en double aveugle contre placebo enrôlant 41 femmes adultes recevant du yoghourt enrichi de *Bifidobacterium lactis BB-12* pendant 2 semaines. Ils dosent 1 milliard UFC/ jour et observent une augmentation de la fréquence des selles à la fois parmi le groupe d'adultes en bonne santé au même titre que parmi le sous-groupe montrant une tendance à la constipation.

Uchida et al *(2005) Effect of fermented milk containing Bifidobacterium lactis BB-12 on stool frequency, defecation, fecal microbiota and safety of excessive ingestion in healthy female students – 2nd report. Food Health and Nutrition Research (Journal of Nutritional Food) 8(1) : 39-51*

(**) Essais cliniques mettant en jeu le FOS

Paineau et al., en 2008, nous renseignent sur « les effets de la consommation régulière de fructo-oligosaccharides (FOS) à chaîne courte sur le confort digestif chez les sujets présentant des troubles mineurs du fonctionnement intestinal».

Lors d'un essai clinique randomisé, en double aveugle, contre placebo portant sur 105 sujets présentant des troubles mineurs du fonctionnement intestinal, ils montrent que FOS (Actilight®) peut améliorer le confort digestif. Les participants à l'étude ont reçu 5 g du produit par jour, et ce, sur une période longue de 6 semaines. Les critères d'évaluation primaire visaient la détermination de la fréquence et de l'intensité des troubles digestifs et la qualité de vie à l'aide de questionnaires. Les résultats montrent que l'intensité des troubles digestifs a diminué de 44 % dans le groupe consommant des fibres alors qu'elle a augmenté de 13, 8 % dans le groupe placebo. Les sujets du groupe consommant des fibres ont ressenti moins fréquemment les symptômes à 75 % contre 42 % pour le groupe placebo.

Paineau, D. et al. 2008. The effects of regular consumption of short-chain fructo-oligosaccharides on digestive comfort of subjects with minor functional bowel disorders. British journal of Nutrition 99 : 311-318.

UFC, pour **Unité Formant une Colonie,** utilisé pour dénombrer les bactéries.

CHAPITRE 27

TECHNOLOGIE BREVETÉE RÉVOLUTIONNAIRE, INTELICAPS®

1 Le procédé de micro-encapsulation du probiotique est révolutionnaire dans la mesure où il permet, de manière astucieuse et efficace, de conserver en vie 100 % des bactéries, contre 8 à 10 % pour les autres procédures de fabrication.

2 De plus, le diamètre des particules 150 à 500 µm encapsulées en utilisant un procédé d'extrusion très doux et un mélange exclusif de bio-polymères comme matériau de la coque, obtenus à partir d'une algue.

3 Ces microcapsules sont fiables car elles conservent une solide stabilité lors de la grande traversée dans le tractus digestif. En effet, elles passent au travers d'une augmentation de température, de pH bas, d'humidité, d'une augmentation de la concentration en oxygène.

Cette microencapsulation est utilisée dans la fabrication du LAXIBIO et du LACTIPRO Bio.

CHAPITRE 28

LACTIPRO BIO INTELICAPS®

• *Composants actifs*

Au moins 3,3 milliards de germes lyophilisés (*Lactobacillus rhamnosus* et *Bifidobacterium lactis*) qui favorisent un bon confort intestinal.

Intelligemment pensé, il renferme plus de 3 milliards de lactobacilles, comme plus précisément, ***Lactobacillus rhamnosus*** (50 %) et des bifidobactéries, comme plus précisément, ***Bifidobacterium lactis***, (50 %) représentatives des grandes familles bactériennes du microbiote intestinal.

La combinaison de Lactobacilles et Bifidobactéries n'est possible que grâce à Intelicaps®, la nouvelle technologie de micro-encapsulation brevetée mondialement. Les Lactobacilles et les Bifidobactéries sont aussi protégés lors du passage gastrique, ce qui augmente considérablement leur viabilité et l'efficacité du produit.

Avec comme excipients la poudre de cosse de riz* (organic Nu-Rice), dioxide de silicium*, gélule : hypromellose (*Agriculture biologique).

De plus, les bactéries sont encapsulées *via* la technique brevetée d'Intelicaps®.

Cette nouvelle formulation bio sera disponible fin avril - début mai.

• *En quoi consiste la cure*

- Pendant les premiers jours, prendre 3 gélules par jour. Ensuite, continuer avec 1 gélule jusqu'à la fin de la cure.

• *Pour qui ?*

- Il peut être recommandé chez l'enfant dès l'âge de 3 ans et chez l'adulte.

• *Précaution d'usage*

- Les probiotiques sont fiables et sans effet secondaire indésirable connu à ce jour.
- Dans les cas de troubles de l'immunité, la prise de probiotiques devra être suivie de près par le médecin.
- Ne pas utiliser en cas d'allergie à un ou plusieurs des excipients du produit.

• *Conservation et stabilité*

- Conserver dans un endroit frais et sec. Contrairement à la majorité des probiotiques traditionnels, le Lactipro Bio Intelicaps® ne doit pas être conservé au réfrigérateur.
- Utiliser avant sa date de péremption.
- Sa durée de conservation est de 24 mois. La date de péremption du produit est inscrite sur le côté extérieur de l'emballage.

CHAPITRE 29

CONCLUSIONS SUR LE CHOIX JUDICIEUX DES PROBIOTIQUES

Nous abritons des écosystèmes qui nous correspondent tel un passeport d'identité !

Il est crucial que vous portiez votre choix vers des probiotiques représentatifs de nos microbiotes, de l'intestinal au même titre que du vaginal afin de conserver l'équilibre des écosystèmes respectifs normalement constitués.

Cela signifie que pour l'intestinal on veillera à trouver dans le sachet des Lactobacilles et des Bifidobactéries, comme pour le Lactipro Bio Intelicaps®.

Pour l'écosystème vaginal, des Lactobacilles comme pour le LactoGyn Crispatus Bio.

DÉTOUR BIBLIOGRAPHIQUE

Atassi F., Brassart D., Grob P., Graf F., Servin A.L., Lactobacillus strains isolated from the vaginal microbiota of healthy women inhibit *Prevotella bivia* and *Gardnerella vaginalis* in coculture and cell. culture. FEMS Immunol. Med. Microbiol. 2006 Dec; 48(3): 424-32.

Berndt H. 1969, "Dysbiosis after stomach surgery and its treatment» Z Gesamte Inn Med, 24 (12): 77-82.

Bialonska D et *al.* « «Urolithins, intestinal microbial metabolites of pomegranate ellagitannins, exhibit «- J Agri Fd Chem (Aug 25, 2009) 57 (18): 8344-8349 17.

Braga, L.C., A.A. Leite, K.G. Xavier, J.A. Takahashi, M.P. Bemguerer, E. Chartone-Souza, and A.M. Nascimento. 2005. Synergic interaction between pomegranate extract and antibiotics against Staphylococcus aureus. Canadian Journal of Microbiology 51 : 541-7.

Campell-McBright Natasha «GAPS» pour «Gut and Psychology Syndrome» - {«Le Syndrome entéropsychologique – Un traitement naturel pour Dyspraxie, déficit d'Attention, Dépression, Hyperactivité, Autisme, Dyslexie, Schizophrénie», Nutrition Holistique, Edition Française, 2011, pp482}

Czaja C.A. et al., 2007. Phase I, trial of *Lactobacillus Crispatus* vaginal suppository for prevention of recurrent urinary tract infection in women. Infectious diseases in Obstetrics and Gynaecology, Vol 2007, article ID 35387

Delia A., Morgante G., Rago G., Musacchio M.C., Petraglia F, De Leo V. Effectiveness of oral administration of Lactobacillus paracasei subsp. paracasei F19 in association with vaginal suppositories of *Lactobacillus acidofilus* in the treatment of vaginosis and in the prevention of recurrent vaginitis. Minerva Ginecol. 2006 Jun; 58(3): 227-31.

Drago L., De Vecchi E., Nicola L., Zucchetti E., Gismondo M.R., Vicariotto F., Activity of a *Lactobacillus acidophilus*-based douche for the treatment of bacterial vaginosis. J. Altern Complement Med. 2007 May; 13(4): 435-8.

Falagas ME., Betsi GI., Athanasiou S., Probiotics for the treatment of women with bacterial vaginosis.Clin. Microbiol. Infect. 2007 Jul; 13(7): 657-64.

FAO/WHO, 2001. Evaluation of health and nutritional properties of powder milk and live lactic acid bacteria. Rome: Expert Consultation Report. FAO/WHO, 2001. Forbes Charles D and Jackson William F – Atlas en couleurs de medicine 1997, 533 pp – Edts Médecine science, Flammarion

Garnier Delamare, Dictionnaire des termes médicaux, 1997, 24e Edts, Maloine, pp1095.

Holzapfel W.H., P. Haberer, J. Snel, U. Schillinger and. J.H.J. Huis in't Veld. 1998. Overview of gut flora and probiotics. Int. J. Food Microbiol. 41 (2): 85-101

Howell Edward, 1986 "Enzyme Nutrition"Avery Publishing Group

Jacob L.M. www.drjacobsinstitut.de

Jin-Woo Kim1 and S.N. Rajagopal2* - The Journal of Microbiology, June 2001, p.146-148 Vol. 39, No. 2, Antibacterial Activities of *Lactobacillus crispatus* ATCC 33820 and *Lactobacillus gasseri* ATCC 33323"

Joyeux Henri. «Changez d'Alimentation», 1994,, F.X. de Guibert édit, Paris, 298pp

Joyeux Henri. "Femmes si vous saviez ! Des hormones de la puberté à la ménopause», 2009 4e Edition, Edts François-Xavier de Guibert, pp409

Joyeux Henri. Vidéos sur la nutrithérapie et les maladies de civilisations. Conférences décembre 2011. Edts marco pietteur.

Kwok L., et al. - Adherence of *Lactobacillus crispatus* to Vaginal Epithelial Cells From Women With or Without a History of Recurrent Urinary Tract Infection; The Journal of Urology, Volume 176, Issue 5, Pages 2050-2054; AHFS 2006, Drug Information. ASHP Bethesda.

Louis Frédéric, Dr «Vaincre la douleur autrement – Approches nutritionnelle et fonctionnelle», Testez éditions, mars 2010, 191pp.

Machado, T.B., A.V. Pinto, M.C. Pinto, I.C. Leal, M.G. Silva, A.C. Amaral, R.M. Kuster, and K.R. Netto-dosSantos. 2003. *In vitro* activity of Brazilian medicinal plants, naturally occurring napthoquinones and their analogues, against methicillin-resistant *Staphylococcus aureus. International Journal of Antimicrobial Agents* 21(3): 279-284

Marrazzo J.M., Cook R.L., Wiesenfeld H.C., Murray P.J., Busse B., Krohn M., Hillier S.L., Women's satisfaction with an intravaginal Lactobacillus capsule for the treatment of bacterial vaginosis. J. Womens Health (Larchmt). 2006 Nov; 15(9): 1053-60.

Masson Robert, "Diététique de l'expérience, 50 années d'observations, de réflexions d'applications», Guy Trédaniel Editeur, 4e edts, 2008, 282pp

Mastromarino P., Brigidi P., Macchia S., Maggi L., Pirovano F., Trinchieri V., Conte U., Matteuzzi D., Characterization and selection of vaginal Lactobacillus strains for the preparation of vaginal tablets. J. Appl. Microbiol. 2002; 93(5): 884-93.

Miles E. et Baudoux D. Les cahiers pratiques d'aromathérapie selon l'école française (6 volumes). Edts Inspir.

Mouton Georges, 2007, «Ecosystème Intestinal & Santé optimale» 512 pp, Edts Collection Résurgence

Neurath, A.R., N. Strick, Y.Y. Li, and A.K. Debnath, 2005, *Punica granatum (pomegranate) juice provides an HIV-1 entry inhibitor and candidate topical microbicide. Annals of the New York Academy of Sciences 1056: 311-327.*

Rani, P. and N. Khullar. 2004. Antimicrobial evaluation of some medicinal plants for their anti-enteric potential against multi-drug resistant *Salmonella typhi.* Phytotherapy Research 18(8): 670-673.

Sananès Roland «Maux digestifs – Homéopathie antidote de pollution Edts Similia

Seignalet Jean «L'Alimentation ou la troisième médecine – 5e edts, 2004» Collection Ecologie Humaine – pp 660.

Stapleton Ann, MD *et al.* - *Clinical Infectious Diseases April 15, 2011,* Probiotic May Help Prevent Recurrent Urinary Tract Infection– University of Washington in Seattle

Tannock G.W., 2002. Probiotics and prebiotics: where are we going? In: Tannock G.W., ed. Probiotics and prebiotics: Press, 1-40

Tortora Gerard J, Funke Berdell R, Case Christine L Microbiology, An introduction – tenth edition, 2010, 812 pp, Benjamin Cummings edts

Turczynowski W *et al,* Glutamine-its metabolic role and possibilities for clinical use, 1998, Przegl Lek, 55 (12), p659-662.

Uehara S., Monden K., Nomoto K., Seno Y., Kariyama R., Kumon H. A pilot study evaluating the safety and effectiveness of Lactobacillus vaginal suppositories in patients with recurrent urinary tract infection. Int. J. Antimicrob. Agents. 2006 Aug; 28 Suppl 1: S30-4.

Vasconcelos, L.C., F.C. Sampaio, M.C. Sampaio, S. Pereira Mdo, J.S. Higino, and M.H. Peixoto. 2006. Minimum inhibitory concentration of adherence of Punica granatum Linn (pomegranate) gel against S. mutans, S. mitis and C. albicans. Brazilian Dental Journal 17(3): 223-227.

Voravuthikunchai, S., A. Lortheeranuwat, W. Jeeju, T. Sririrak, S. Phongpaichit, and T. Supawita. 2004. Effective medicinal plants against enterohaemorrhagic *Escherichia coli* O157: H7. *Journal of Ethnopharmacology* 94 (1): 49-54.

L'AUTEURE

Arlette Simonon

- Biologiste, MSc
- Consultante, Zebra Natura sanat
- Guidance en Nutrition & Bien-être
- http://zebra-natura-sanat.be/
- Naturothérapeute, Consultation
- naturotherapeute.zns@gmail.com
- + 32 (0) 475 59 25 41

TABLE DES MATIÈRES